Feichtinger/Niedan

**Gesund abnehmen
mit Schüßler-Salzen**

Thomas Feichtinger
Mag. pharm. Susana Niedan

Gesund abnehmen mit Schüßler-Salzen

Dauerhaft schlank mit dem bewährten
Erfolgs-Programm

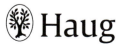

Die Deutsche Bibliothek – CIP-Einheitsaufnahme
Ein Titeldatensatz für diese Publikation ist bei Der Deutschen Bibliothek erhältlich.

© 2002 Karl F. Haug Verlag in MVS Medizinverlage Stuttgart GmbH & Co. KG.,
Postfach 30 05 04, 70445 Stuttgart

Das Werk ist urheberrechtlich geschützt. Nachdruck, Übersetzung, Entnahme von Abbildungen, Wiedergabe auf photomechanischem oder ähnlichem Wege, Speicherung in DV-Systemen oder auf elektronischen Datenträgern sowie die Bereitstellung der Inhalte im Internet oder anderen Kommunikationsdiensten ist ohne vorherige schriftliche Genehmigung des Verlages auch bei nur auszugsweiser Verwertung strafbar.

Die Ratschläge und Empfehlungen dieses Buches wurden von Autor und Verlag nach bestem Wissen und Gewissen erarbeitet und sorgfältig geprüft. Dennoch kann eine Garantie nicht übernommen werden. Eine Haftung des Autors, des Verlages oder seiner Beauftragten für Personen-, Sach- oder Vermögensschäden ist ausgeschlossen.

Sofern in diesem Buch eingetragene Warenzeichen, Handelsnamen und Gebrauchsnamen verwendet werden, auch wenn diese nicht als solche gekennzeichnet sind, gelten die entsprechenden Schutzbestimmungen.

Lektorat: Dr. Elvira Weißmann-Orzlowski
Bearbeitung: Katharina Sporns
Umschlagfoto: Imagebank
Umschlaggestaltung: Cyclus · Visuelle Kommunikation, Stuttgart
Satz: Fotosatz H. Buck, 84036 Kumhausen
Druck und Verarbeitung: Westermann-Druck Zwickau GmbH

ISBN-3-8304-2069-2

Inhalt

Lieber Leser! 8
Vorwort 10

Einleitung 12

Ursachen für die Gewichtszunahme 12
    Äußere Ursachen 12
    Innere Ursachen – Essverhalten 15

Biochemie nach Dr. Schüßler 19

Grundlagen der Biochemie nach Dr. Schüßler 20
Einfluss auf den Stoffwechsel 21
    Wirkungsweise 24
    Einnahme der Mineralstoffe nach Dr. Schüßler 32
Mineralstoffspeicher 32
    Auffüllen der Speicher 33
    Das Leben wird enger 34
Mögliche Antworten des Körpers auf Schüßler-Salze 35
    Warum kommt es überhaupt zu Reaktionen? 36
    Entgiftung und Entschlackung sind lebensnotwendig! 36
    Der Umschwung wird eingeleitet 37
    Alte Schulden begleichen 37

Ursachen, Hintergründe für das Zunehmen 39

Übergewicht als Folge von Stoffwechselblockaden 40
    Stoffwechselblockade: Eiweiß 40
    Stoffwechselblockade: Fett 43
    Stoffwechselblockade: Schadstoffe 45
    Stoffwechselblockade: Säure 48
    Stoffwechselblockade: Externe Stoffe 49
Vergebliche Versuche abzunehmen 51
Folgen der Stoffwechselblockaden 53
    Gewichtszunahme 54

Inhalt

Neigung zu Allergien 56
Hautkrankheiten als Zeichen des Mineralstoffmangels ... 57
Sonstige Krankheiten 58
Fastenkuren und ihre Auswirkungen
auf den Mineralstoffhaushalt 59
Übertriebene Bedürfnisse 61

7 Bausteine für ein gesundes Leben 63

Abnehmen, aber wie? 64
   Konkrete Maßnahmen zu einer dauerhaften
   Gewichtsreduktion 64
   Unterstützung des Körpers beim Abbau des Gewichts ... 65
   Unterstützung des Körpers beim Abbau
   von Schadstoffen 65
Baustein Nummer 1: Entschlackungspulver
Schüßler-Mineralstoffmischung der Adler-Pharma® 65
   Einnahme 66
   Der Betriebsstoff für die Drüsen
   und zum Aufbau des Fasergewebes 67
   Der Betriebsstoff für die Energie 68
   Der Betriebsstoff für die Reinigung der Zellen 69
   Der Betriebsstoff für den Wasser- und Wärmehaushalt
   sowie zum Aufbau der Schleimhäute 71
   Der Betriebsstoff für die Säureregulierung
   und den Fettstoffwechsel 73
   Der Betriebsstoff für die Ausscheidung der Schadstoffe .. 77
   Der Betriebsstoff für das Bindegewebe
   und den Säureabbau 80
   Der Betriebsstoff für den abbauenden
   Eiweißstoffwechsel 80
Baustein Nummer 2: Basisches Mineralstoffbad
der Adler-Pharma® 81
   Anwendungen des basischen Mineralstoffbads 82
Baustein Nummer 3: Einlauf 84
Baustein Nummer 4: Bittersalz 85
Baustein Nummer 5: Stoffwechseltee 86
   Ein spezieller Stoffwechseltee 90
   Zubereitung des Stoffwechseltees 93

Baustein Nummer 6: Ernährungsumstellung 93
   Die Bedeutung der Frischkost – Verdauungsleukozytose .. 93
   „Saure Nahrung" – bleibt sauer und macht sauer 94
   Die basische Gemüsebrühe 98
Baustein Nummer 7: Bewegung 99
   Säureausscheidung durch Abatmen 100
   Bewegung an der Sonne und in der frischen Luft 100

Ihr persönlicher Ernährungsplan 101

Sanft und genussvoll entschlacken 102
Rezepte zum Entschlacken 105
   1. Woche 109
   2. Woche 120
   3. Woche 133
   4. Woche 146

Über die Autoren 157

Literatur 159

Lieber Leser!

Wenn Sie dieses Buch zur Hand nehmen und zu lesen beginnen, wird es wahrscheinlich nicht das erste sein, das sich mit dem Abnehmen beschäftigt. Und wahrscheinlich werden Sie sich schon öfter gedacht haben: „Wie bekomme ich nur mein verflixtes Gewicht unter Kontrolle?" Hinauf geht es ja ganz einfach, aber herunter, das ist schon ein schwieriges, langwieriges und zähes Unternehmen.

Immer mehr Menschen leiden unter einem zu hohen Gewicht, was sich in vielerlei Beschwerden auswirkt, wie Bewegungseinschränkung, Gelenksproblemen, Atemnot, aber auch regelrechten Erkrankungen wie Zuckerkrankheit, Herzinfarkt, Sklerose, ...

Da die Menschen, die unter einem zu hohen Gewicht leiden, wissen, dass sie in ihrer Gesundheit gefährdet sind, versuchen sie immer wieder, es zu reduzieren. Die Wege, die dabei beschritten werden, sind nicht immer einwandfrei. So mancher Versuch, das eigene Gewicht abzubauen, endet nach anfänglichen Erfolgen in einer unstillbaren Fresssucht. Es ist nachher schlimmer als zuvor.

Doch viele haben bei dem Versuch, ihr Gewicht zu reduzieren, die größten Anstrengungen unternommen, lange Zeit fast nichts mehr gegessen und trotzdem fast nichts abgenommen. Ja, am Ende der Bemühungen sind sie im so genannten Yo-Yo-Effekt gelandet und nahmen wieder zu, was sie sich mit größter Mühe abgerungen hatten.

Manche Menschen nehmen aus ihnen unerfindlichen Gründen zu, haben auf einmal 10, ja 15 Kilogramm mehr Gewicht und wissen nicht, wie es gekommen ist. Auch wenn sie sich noch so große Mühe geben, sie können weder den Prozess durchschauen, der zu dieser Gewichtszunahme geführt hat, noch schaffen sie es, dieses zusätzliche Gewicht wieder zu reduzieren, auch wenn keine gesundheitlichen Störungen vorliegen, was ärztlich abgeklärt sein muss.

Hinter vielen Vorgängen rund um die Gewichtszunahme, aber auch dessen Verringerung stecken Zusammenhänge, die dieses Buch aufklären möchte. Dabei geht es um die Dickleibigkeit durch Fettansammlung, durch Eiweißanhäufung oder durch Schadstoffeinlagerung in das Gewebe. Meistens wird nicht einmal zwischen diesen drei verschiedenen Arten von Dickleibigkeit unterschieden, sondern nur ausschließlich das Fett bekämpft, aus der gesamten Nahrung gestrichen, und man ist sehr enttäuscht, wenn es nicht zum gewünschten Erfolg führt.

Aber hinter all diesen Vorgängen verstecken sich sozusagen auf einer noch tieferen Ebene Mängel in den Betriebsstoffen, die der Körper dringend benötigen würde. Sie werden ihm nicht zur Verfügung gestellt, deshalb kann er bestimmte Stoffe, wie eben Fett oder Eiweiß, nicht mehr richtig verarbeiten und muss sie anlagern, was zur Gewichtsvermehrung führt.

In diesem Buch werden Sie neue Betrachtungsweisen kennen lernen, die anderen Ernährungsratgebern fehlen, denn wir beurteilen das Übergewicht aus dem Blickwinkel der dahinter liegenden Mineralstoffmängel.

Die Biochemie nach Dr. Schüßler liefert für manche scheinbar undurchschaubaren Abläufe neue Zugänge, die verblüffend und vor allem auch sehr naheliegend sind. Erst wenn der Zusammenhang klar ist, sind die notwendigen Maßnahmen einleuchtend und werden mit entsprechender Konsequenz verfolgt. Auch der Erfolg bleibt dann nicht aus!

Aus dem Verständnis der Zusammenhänge heraus und durch die Anwendung der entsprechenden Möglichkeiten, die Ihnen auch in diesem Buch vorgestellt werden, wird es Ihnen gelingen, ohne Schädigung Ihr Gewicht unter Kontrolle zu bekommen.

Wir wünschen Ihnen dabei viel Erfolg!

Thomas Feichtinger

Vorwort

Übergewicht ist eine Erscheinung der Zivilisation und für viele Krankheiten als Folge in Zusammenhang zu sehen.

Den Anteil an übergewichtigen Erwachsenen schätzt man auf etwa 30 bis 40 Prozent der Bevölkerung. Ursache dafür ist eine Ernährung, die dem Menschen mehr Energie zuführt, als er pro Tag verbrennt. Dieses Zuviel wird dann in Fett umgewandelt und gespeichert. Neben psychischen Komponenten, die einen unstillbaren Hunger verursachen können, spielt aber auch die persönliche Konstitution eine Rolle. Nach dem Verhalten der übergewichtigen Menschen kennen wir Konsumesser, Abendesser, Fernsehesser, Resteverwerter, Stressesser, Gewohnheitsesser, aber auch Übergewicht durch Alkohol.

Die Krankheiten, die eindeutig mit Übergewicht in Verbindung stehen, sind hoher Blutdruck, Herzerkrankungen, Typ-II-Diabetes, Herz-Kreislauf-Versagen. Weiter wird durch Übergewicht das Knochengerüst der Menschen überbelastet, was zum Ansteigen von chronischen Gelenksproblemen führt, Wirbelsäulenschäden und Fußfehlformen.

Noch bevor es so weit gekommen ist, dass Erkrankungen auftreten, ist es sinnvoll, sein Körpergewicht im Rahmen einer ausgewogenen Energiebalance zu versorgen und im Sinne einer aktiven Gesundheitsvorsorge ernsthaft daran zu gehen, dieses Problem zu bewältigen.

Das Abnehmen setzt Konsequenz in der Nahrungsumstellung voraus. Es gibt aber auch Menschen, die trotz aller Diäten nur sehr wenig abnehmen können beziehungsweise die nach einer gewissen Zeit wieder zunehmen – oft mehr als zuvor.

Dahinter steckt sicher, dass sich im Fettgewebe verschiedene Abbauprodukte, Stoffwechselendprodukte und belastende Stoffe aus der Umwelt eingelagert haben. Daher ist die Reinigung von diesen den Körper belastenden Stoffen eine Voraussetzung dafür, dass das Abnehmen überhaupt gelingt.

Die Reinigung der Körpergewebe insgesamt ist wichtig für Personen, die sich mit Allergien, Ekzemen oder einem schwachen Immunsystem auseinander setzen müssen. Wenn beim Menschen die Reinigung des Körpers beachtet und betrieben wird, ist davon auszugehen, dass er widerstandsfähiger wird. Dann bleibt der gefürchtete Yo-Yo-

Effekt aus. Denn dauerhaftes Abnehmen und nicht eine Gewichtsschaukel von einem Extrem ins andere ist das Ziel.

Die Mineralstoffe nach Dr. Schüßler bieten eine Möglichkeit, dauerhaft abzunehmen und dabei den Körper zu entgiften sowie zu reinigen.

Begleitet wird unsere Empfehlung von einem basischen Mineralstoffbad und einer Stoffwechselteemischung sowie einem Ernährungsplan, der sicherstellt, dass Sie nicht hungern müssen. Beachtet werden muss natürlich, dass auch für ausreichend Bewegung gesorgt ist.

Durch diese Maßnahmen kommt wieder Lebensfreude in Ihren Alltag und Wohlbefinden ist die Folge. Denn nicht nur schlank, sondern auch gesund, vital und aktiv zu sein, das ist unser Wunsch für Sie, und dabei wollen wir Ihnen helfen.

Mag. pharm. Susana Niedan

Einleitung

Wenn über einen längeren Zeitraum stetig Gewicht zugelegt wird, ist es wichtig, einen Arzt aufzusuchen, um abzuklären, ob der Schilddrüsenstoffwechsel, Hormonstoffwechsel und andere wichtige Stoffwechselfunktionen des Körpers in Ordnung sind. Im Falle einer Erkrankung oder Störung muss man nach der Ursache forschen.

Wichtig:

> Wenn Sind Sie jedoch klinisch gesund sind und trotzdem ununterbrochen zunehmen oder nicht abnehmen können, dann ist dieses Buch genau das Richtige für Sie!

Ursachen für die Gewichtszunahme

Manche Menschen, die unter keinerlei Gewichtsproblemen leiden, haben für die Ursache der Gewichtszunahme bei anderen die simple Antwort parat: „Du isst zu viel!" Doch es gibt genug Menschen, die können noch so viel essen, sie nehmen einfach nicht zu – andere dafür umso mehr!

Das also kann der Grund wohl nicht sein. Obwohl das viele Essen auf jeden Fall einen Anteil an der Gewichtszunahme bei jenen hat, die das Essen nicht richtig verarbeiten können. Bei ihnen fehlen entweder bestimmte Betriebsstoffe, oder es werden zu wenig Anforderungen an die körperliche Betätigung gestellt, so dass viel zu wenig Energie verbraucht wird im Verhältnis zu der Menge, die sie essen.

Warum Menschen zu viel essen, das ist die Frage! Es gibt einerseits körperlich bedingte, also äußere Ursachen, und andererseits mehr innerlich bedingte, also so genannte „seelische" Komponenten.

Äußere Ursachen

Viele Menschen essen noch immer so viel, als wären sie auf der Jagd oder als müssten sie in schwerster Arbeit im Ackerbau den notwendi-

Ursachen für die Gewichtszunahme

gen Lebensunterhalt heranschaffen. Aber sie sitzen am Schreibtisch. Bei dieser Art von „Betätigung" benötigt der menschliche Körper einfach nicht mehr so viel Nahrung.

Eine der am meisten veränderungsresistenten Gewohnheiten im Leben des Menschen sind seine Ernährungsgewohnheiten. Sowohl die Menge des Essens als auch die Zusammensetzung und die Essensdauer – alle diese Faktoren werden in der Familie weitergegeben und führen zu bestimmten Essgewohnheiten.

In einseitiger Ernährung sind die Ursachen für bestimmte Mängel vorprogrammiert. Wie wir in den weitergehenden Ausführungen noch sehen werden, verführen aber bestimmte Mängel dann regelrecht zu einem sehr starken Bedürfnis, das fast als eine Art Sucht bezeichnet werden kann. Als Beispiel kann hier der weitverbreitete Schokoladenhunger angeführt werden, der manche Menschen noch um 22 Uhr abends zwingt, eine Tankstelle aufzusuchen.

Qualität beim Essen

> „Mutters Küche" ist ja auch heute noch ein Ausdruck für eine gute Qualität beim Essen. Nicht umsonst heißt ein sehr wahrer Satz: Nicht die Krankheiten werden vererbt, sondern die Kochbücher.

Ernährungsgewohnheiten gibt es aber nicht nur für eine Familie, sondern für ganze soziale Schichten. Als Beispiel möge hier der übertriebene Genuss von Eiweißprodukten dienen. Heute werden die Kühe zu Hochleistungsproduzenten für Milch herangezüchtet. Diese Milch muss aber auch an die Frau beziehungsweise den Mann gebracht werden. Die gesamte Werbungsmaschinerie samt der ihr angeschlossenen Werbepsychologie versucht nun dem Menschen einzureden, dass Eiweißprodukte gesund sind. Doch es geht hier nicht nur um Milchprodukte als Eiweißlieferanten, sondern auch der Fleischkonsum ist enorm gestiegen, was viele belastende Probleme nach sich zieht und vielen Zivilisationskrankheiten den Boden bereitet hat.

Einerseits meiden viele Menschen oft jedes Gramm Fett, weil sie glauben, damit könnten sie eine Gewichtszunahme vermeiden. Andererseits wird dem Körper so viel Eiweiß zugemutet, dass er es gar nicht mehr verarbeiten kann. Er muss es irgendwo ablagern, was sich dann unter anderem als Orangenhaut bemerkbar macht.

INFO

Der erwachsene Mensch benötigt durchschnittlich 2 Gramm Eiweiß pro Kilogramm Körpergewicht und Tag.

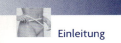

Einleitung

Dick machende Nahrungsmittelindustrie

Als eine der entscheidensten Ursachen für die Gewichtszunahme der Menschen betrachte ich die industrielle Veränderung der Nahrung. Hauptsächlich geht es dabei um die Zerstörung der natürlichen Zusammensetzung, vor allem hinsichtlich der Mineralstoffe. Dadurch hat der Körper nicht mehr alle jene Betriebsstoffe zur Verfügung, die zur Verarbeitung gerade dieser Speisen vonnöten wäre.

Alle Maßnahmen der Agrarindustrie wie Düngen und Spritzen, und alle Maßnahmen der Nahrungsmittelindustrie wie Denaturieren, Isolieren, Erhitzen, Konservieren, Präparieren und Färben haben unsere Nahrung entscheidend verändert. Das hat einen großen Einfluss auf unser Ge-wicht. Aber nicht nur auf das Gewicht, bei vielen auch auf die Gesundheit.

Eine Ernährung, für die Fleisch und Weißmehl Energiequelle Nummer eins ist, beansprucht die Verdauungstätigkeit des Körpers nur ungenügend – da wird der Darm träge im wahrsten Sinn! Wir sollten darauf achten, genügend faserstoffreiche Kost zu uns zu nehmen. Pflanzliche Lebensmittel wie Vollkornprodukte, Gemüse und Kartoffeln sollten zwei Drittel des Eiweißbedarfs decken. Dadurch wird eine Überversorgung mit Eiweiß vermieden. Pflanzliches Eiweiß wird langsamer aufgenommen, denn der Körper muss die Zellen erst zerlegen, um an das Eiweiß heranzukommen. So kommt es zu einem erwünschten Verdauungswiderstand.

Hinweis
Der Darm muss beim Verdauungsvorgang in seiner ganzen Länge beansprucht werden.

Durch immer mehr chemische Zusätze in unserer Nahrung nimmt die Aufnahme all dieser sehr belastenden Schadstoffe erheblich zu. Die Deponien im Körper sind voll, ja übervoll, so dass es teilweise zu extremen Reaktionen der Menschen kommt, wie die moderne Forschung der Humantoxikologie berichtet. Viele Menschen leiden unter einer kompletten Verschlackung ihres Körpers, was sich unter anderem in der Zunahme von Allergien und Hautkrankheiten zeigt. Auf das Thema Schlacken und Schadstoffe im Körper wird im Kapitel „Übergewicht als Folge von Stoffwechselblockaden" ausführlich eingegangen.

Süßes nach dem Essen?

Die süße Nachspeise nach dem Essen ist für viele, obwohl sie wissen, dass sie für ihr Gewicht nichts Gutes tun, ein Muss. Dabei handelt es sich eigentlich um einen Ernährungsfehler, der leicht zu beheben wäre. Das Bedürfnis nach dem „dolce", wie es im Italienischen heißt und auch dort nicht umsonst weit verbreitet ist, kommt nämlich aus einem leichten Unterzucker (Hypoglykämie) im Blut. Er entsteht auf folgende Weise: Werden Kohlenhydrate wie Nudeln, Knödel oder dergleichen gegessen, dann gehen diese über Stärke in Zucker über. Damit aber der Zucker im Körper verarbeitet werden kann, muss Insulin von der Bauchspeicheldrüse bereitgestellt werden. Werden allerdings Kohlenhydrate im Übermaß gegessen, wird so viel Insulin bereitgestellt, dass vorübergehend der Blutzucker sinkt, was dann das bekannte Verlangen nach der süßen Nachspeise erzeugt – und das ist bekanntlich für die schlanke Linie nicht gerade förderlich.

Innere Ursachen – Essverhalten

Luther hat mit seinem für heutige Zeiten harten Spruch: „Warum rülpset und furzet ihr nicht, hat's euch denn nicht geschmecket?" einen wahren Kern getroffen. Es ist letztlich für das Menschenkind völlig unbegreiflich, dass das, was beim Säugling höchst willkommen ist, nämlich das so genannte „Bäuerchen", später unanständig sein soll. Was die Ausscheidung der Gase auf dem rückwärtigen Weg betrifft, ist ja die „öffentliche" Ablehnung noch viel größer; der Schaden aber mindestens ebenso. Gerade die verschlackten Winde müssten raus, damit der Körper entlastet wird.

Gewohnheitsesser

Wie oft hat der Säugling, aber auch noch das Kind gehört: „Da hast du aber brav gegessen." – „Hat Mama extra für dich gekocht. Dann wirst du es doch brav aufessen." – Wenn's dann nicht mehr so schnell geht, kommt ein Löffel für den Papa, einer für die Mama, einer für die Tante, einer für den Bruder und so weiter. Unter Umständen kommt das Flugzeug herangebraust, das aus dem letzten Urlaub, und wie all die Tricks sich darstellen mögen, um noch einen Löffel in das Kind hineinzumanipulieren.

Eine der problematischsten Formulierungen betrifft die Zuneigung zu dem, der gekocht hat: „Wenn du mich lieb hast, wirst du doch alles

> **TIPP**
>
> *Ein gesundes Essen sollte wohlschmeckend sein und genauso ansprechend aussehen wie andere Delikatessen. Wir essen mit all unseren Sinnen!*

Einleitung

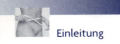

aufessen." – Genauso problematisch der folgende Satz: „Was auf den Tisch kommt, wird zusammengegessen." – Und verflucht heimtückisch ist der immer wieder gehörte Satz: „Wie beim Essen, so bei der Arbeit."

Irgendwann lernt das heranwachsende Kind, sein eigenes Hungergefühl zu übergehen, und richtet sich mit der Menge des Essens nach den sozialen Umständen. Außerdem wird es mit der Zeit alles so hinunterschlingen wie die Erwachsenen und nicht mehr auf das natürliche Sättigungsgefühl warten, das sich nach 20 Minuten einstellt. Der Magen wird regelrecht überfallen und hat gar keine Zeit mehr, die erfolgte Sättigung „nach oben" zu melden.

Deshalb sei hier noch einmal die Forderung nach dem langsamen Essen und guten Kauen aufgestellt. Es sollten Pausen gemacht werden zwischen den Gängen. Und es sollte vor allem zu Beginn etwas Rohes, noch mit einem lebendigen Energiefeld Verbundenes gegessen werden: Obst, rohes Gemüse, Salate.

Resteverwerter

Die Auswirkungen einer alles aufessen müssenden Erziehung sind fatal. Der Erwachsene spürt nämlich den unterschwelligen Druck der Person nicht mehr, die ihn in seiner Jugend in dieser Richtung mit entsprechenden unterdrückenden beziehungsweise drohenden Mechanismen manipuliert hat. Er sieht letztlich nur den Rest auf dem Vorlegeteller oder auf seinem eigenen und muss „brav" aufessen.

Hinweis

Nein-sagen-lernen muss geübt werden, ebenso wie das „Bis-hierhin-und-nicht-weiter".

Wenn jemand in Versuchung ist, wegen seiner Erziehung diesen Mechanismen zu erliegen, ist das Erlernen der Abgrenzung von höchster Dringlichkeit.

Kummeresser

Es gibt noch andere Ursachen für die Gewichtszunahme aus so genannten inneren, also seelischen Gründen. Manche Menschen sind in der Versuchung, bei übergroßer Belastung und bei Erschöpfung mit dem übermäßigen Essen zu beginnen. Es sollte dann Energie spendend wirken, was aber meistens nicht der Fall ist, sondern nur Umfang vergrößernd. Auf diesen Punkt wird ausführlicher im Abschnitt „Übertriebene Bedürfnisse" eingegangen. Allerdings besteht auch die Mög-

Ursachen für die Gewichtszunahme

lichkeit, dass Enttäuschungen und Einsamkeit zu übermäßigem Essen führen – der so genannte Frust, der die Körperfülle wachsen lässt.

Stressesser

Genau derselbe Effekt kann bei starkem Stress entstehen, dass nämlich eher gedankenlos etwas „hineingestopft" wird, ohne auf Qualität oder Auswirkung auf den Körper zu achten.

Zu guter Letzt seien auch noch die Menschen angeführt, die über das Essen zu einem Lustgewinn kommen, die so genannte orale Befriedigung. In diesem Fall wird es sehr schwer sein, ohne Arbeit an den inneren Ursachen einen dauerhaften Erfolg zu erzielen.

Verschiedene Ursachen

> Insgesamt gibt es viele Ursachen für Dickleibigkeit, die zum Teil genauer betrachtet gehören. Im Grunde will dieses einführende Kapitel einen Hinweis darauf geben, dass es meistens zu wenig ist, beim Versuch abzunehmen nur auf die körperliche Ebene zu schauen.

Häufig haben die seelischen Strukturen einen erheblichen Einfluss auf das körperliche Geschehen, und es entsteht eine Eigendynamik auf der körperlichen Ebene mit den entsprechenden Folgen. Diese Eigendynamik führt allein durch das Umstellen der seelischen Ebene nicht mehr zum Erfolg!

In diesem Buch wird aber vor allem einmal auf die körperliche Ebene eingegangen, besonders hinsichtlich des Mineralstoffhaushaltes entsprechend der Erfahrungsheilweise der Biochemie nach Dr. Schüßler. Für die anderen Ebenen müsste man sich einen erfahrenen Gesprächspartner suchen oder andere Hilfestellung in Anspruch nehmen.

Bevor wir jedoch näher auf das Problem des Abnehmens eingehen können, ist es notwendig, dass wir uns ein wenig mit der Biochemie nach Dr. Schüßler beschäftigen.

Ein bestimmtes Grundwissen ist aus verschiedenen Gründen notwendig:

— Es sollen die wichtigsten Zusammenhänge, auf denen die Erklärungen zum Abnehmen beruhen, verständlich werden.
— Wenn es zu Reaktionen beim Abnehmen kommt, sollten auf Grund der Beschreibungen die benötigten Mineralstoffe nach Dr. Schüßler zugänglich sein.

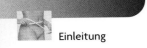

— Außerdem sollte es möglich sein, diese Mineralstoffe auch ganz allgemein bei Störungen einsetzen zu können, damit Belastungen für den Organismus durch unangenehme Mittel vermieden werden können. Dadurch würde ja das Abnehmen unter Umständen wieder gebremst, wenn nicht gar blockiert!

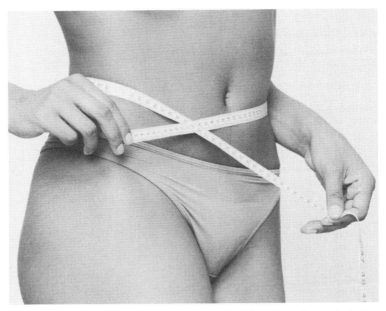

Manchmal muss man den Gürtel enger schnüren – aber nur auf gesunde Art!

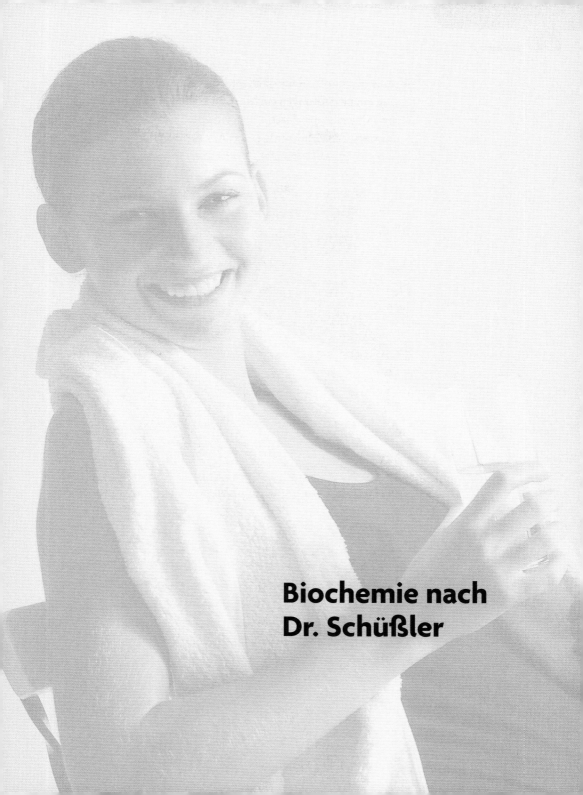

Biochemie nach Dr. Schüßler

Grundlagen der Biochemie nach Dr. Schüßler

Dr. Schüßler hat in den Jahren 1850 bis 1873 eine Heilweise entwickelt, die nach ihm benannt ist: die Biochemie nach Dr. Schüßler. Sie ist die einzige Naturheilweise, die zwischen dem Mineralstoffhaushalt innerhalb und außerhalb der Körperzelle unterscheidet. Sie wurde lange Zeit in ihrer Bedeutung verkannt, doch in letzter Zeit erleben wir eine Rehabilitierung.

Mikro- und Makrobereich der Mineralstoffe

Wir müssen also zwischen zwei Mineralstoffbereichen unterscheiden, dem innerhalb der Zelle und dem außerhalb. So wurde festgestellt, dass sich in der Zelle viel mehr Kalium befindet als außerhalb. Aber das Verhältnis zwischen beiden Kaliumwerten wird immer auf eine physiologische Relation eingestellt. Umgekehrt ist es mit Natrium. Davon befindet sich viel mehr außerhalb als innerhalb der Zelle, aber wiederum in einem bestimmten physiologischen Verhältnis.

Makrobereich – Mineralstoffe außerhalb der Zelle

Der Bereich außerhalb der Zelle kann ohne weiteres mit relativ hohen Mineralstoffgaben versorgt werden. In diesen Bereich gehören die Elektrolytgetränke und die vielen Mineralstoffpräparate, die angeboten werden, ebenso wie Mineralwässer.

TIPP

Am besten wird der Körper mit Mineralstoffen außerhalb der Zelle durch eine ausgewogene Ernährung versorgt.

Ernährung und Erziehung

Kinder haben jedoch oft Probleme mit dieser Form der Ernährung, weil der Körper sich durch Mängel zu anderen Nahrungsmitteln hinwendet, die wenig Verdauungswiderstand bieten und wenig Nährwert besitzen. Leider muss festgestellt werden, dass durch die moderne Bewirtschaftung der Böden grundsätzlich kein optimaler Mineralstoff- und Spurenelementgehalt in den Lebensmitteln vorzufinden ist.

Das ist möglich! Kinder sollten nicht den Eindruck bekommen, gesundes Essen könne nicht gut schmecken. Nur aus einem schmackhaften Essen kann der Organismus die für ihn wichtigen Stoffe herausziehen. Essen soll Vergnügen bereiten und alle Sinne ansprechen.

Mikrobereich – Mineralstoffe innerhalb der Zelle

Die Frage, die sich bei weiterer Beschäftigung mit den Mineralstoffen stellt, ist die nach der Steuerung des Mineralstoffhaushaltes. Dazu müssen wir nun den Bereich innerhalb der Zelle hinzunehmen.

Einfluss auf den Stoffwechsel

Die Zelle ist von einer Flüssigkeit umgeben, der Zwischenzellflüssigkeit (Interzellularflüssigkeit), welche die benötigten Stoffe anbietet. Die Zellen haben je nach ihrem Aufgabengebiet und ihrer Zugehörigkeit zu einem Zellverband unterschiedliche Bedürfnisse. Eine Zelle im Herzmuskel hat einen anderen Bedarf an Mineralstoffen als Nierenzellen oder gar Knochenzellen.

Werden der Zelle über die Zwischenzellflüssigkeit nicht genügend Mineralstoffe angeboten, erleidet sie einen Mangel. Ein Mangel kann aber auch auftreten, wenn durch einen Reiz vermehrt von einem bestimmten Mineralstoff verbraucht wird, um diesen Reiz zu beantworten. So verlieren die Hautzellen an der Hautoberfläche viele Betriebsstoffe, wenn sie intensiver Sonneneinstrahlung ausgesetzt sind. Den dadurch verursachten Mangel spüren vor allem Kinder sehr stark in dem eintretenden Sonnenbrand. In einem solchen Fall müsste man sich bemühen, die Zellen mit den verlorenen Mineralstoffen zu versorgen, damit der Mangel und damit auch die Schmerzen bald wieder behoben sind.

> **INFO**
>
> Aus den neueren Forschungen wissen wir, dass der Zellstoffwechsel ausschließlich auf der molekularen Ebene stattfindet.

Steuerung des Mineralstoffhaushaltes

Wenn die Zellen gut mit Mineralstoffen versorgt sind, erzeugen sie ein ihnen eigenes Schwingungsfeld. Alle Organe und Körperteile zusammen ergeben ein körpereigenes Schwingungsfeld. Vom Schwingungsfeld ist der Mineralstoffhaushalt außerhalb der Zellen abhängig.

Verarmt die Zelle an einem bestimmten Mineralstoff und ist dadurch das physiologische Verhältnis zu dem gleichen Mineralstoff außerhalb der Zelle gestört, so wird der Organismus so viele Mineralstoffe außerhalb der Zelle aus dem laufenden Betrieb ausscheiden oder in Deponien ablagern, bis dieses physiologische Gleichgewicht wieder

Biochemie nach Dr. Schüßler

> **INFO**
>
> *Alle Herzzellen haben die gleiche Schwingung und erzeugen zusammen das Energie- beziehungsweise Schwingungsfeld des Herzens, das beispielsweise über die Akupunktur an den entsprechenden Herzpunkten festgestellt werden kann.*

erreicht ist. So führt der Mangel innerhalb der Zelle zu einem Mangel außerhalb der Zelle, wodurch der Mineralstoffgehalt des Körpers insgesamt abgesenkt wird.

Auch wenn jetzt Mineralstoffe außerhalb der Zelle zugeführt werden, kann der Körper sie nicht in seinen Betrieb integrieren, da sich im Inneren der Zelle nichts verändert hat. Der Mangel dort wurde nicht behoben, und das physiologische Gleichgewicht erfordert eine ausreichende Versorgung außerhalb und innerhalb der Zellen. Der Mensch kann also den Mineralstoff außerhalb der Zelle dann nicht „festhalten" beziehungsweise steuern. Der Körper scheidet ihn wieder aus oder lagert ihn in Form von Steinen ab, zum Beispiel in Form von Kalziumsteinen in den Nieren.

Die Entdeckung Dr. Schüßlers

Dr. Wilhelm Heinrich Schüßler lebte von 1821 bis 1898 und war praktizierender Arzt. Er suchte ein einfaches Heilverfahren, das allen Menschen zugänglich sein und die Leiden der Menschen verständlich machen sollte. Für ihn war es von großer Bedeutung, dass der Mineralstoffhaushalt insgesamt ausgeglichen ist, dass also auch die Zellen versorgt werden.

Aber ganz so einfach war die Sache dann doch nicht. Wie sollten die Mineralstoffe in das Innere der Zelle gelangen? Dr. Schüßler wusste noch nichts von den mikrobiologischen Forschungen eines Professor Vincent, der festgestellt hat, dass der Stoffwechsel ausschließlich auf der molekularen Ebene stattfindet. Dr. Schüßler erkannte schon damals, dass zu intensive Gaben von Mineralstoffen für die Zelle problematisch sein können: „Um Schaden zu verhüten und um die Mittel aufnahmefähig für die Zelle zu machen, müssen dieselben potenziert (verdünnt) werden."

Die besondere Zubereitung der Dr. Schüßler-Mineralstoffe

Dr. Schüßler fand durch Beobachtung seiner Patienten genau die Verdünnungen heraus, die notwendig sind, damit die Stoffe bis in die Zelle hinein gelangen können. Dazu verwendete er das ihm bekannte Verfahren der Potenzierung. Die Mineralstoffe nach Dr. Schüßler werden also nicht potenziert, um homöopathische Mittel herzustellen, wie lei-

Einfluss auf den Stoffwechsel

der viele lange Zeit geglaubt haben, sondern einfach deshalb, um die Wirkstoffmoleküle zu vereinzeln beziehungsweise zu verdünnen. Sie liegen dann als einzelne Moleküle im Milchzucker vor und können vom Körper sofort über die Mundschleimhäute aufgenommen und als eigene in den Betrieb des Körpers eingegliedert werden.

Allerdings musste Dr. Schüßler sich noch nicht mit einer industriell veränderten Nahrung auseinander setzen, die lange nicht mehr alle Stoffe enthält, die der Körper unbedingt benötigt.

Wer sich mit einer ungesunden Ernährung schwere Mängel zugefügt hat, kann sie nicht über die Schüßler-Salze auffüllen. Das ist ein häufiger und berechtigter Kritikpunkt bei der Beurteilung der Heilweise von Dr. Schüßler gewesen. Deshalb ist es so wichtig, die Heilweise zu verstehen. Der Kalziumbedarf eines menschlichen Körpers kann nicht allein mit Schüßler-Salzen befriedigt werden. Dazu sind viel größere Mengen erforderlich. Die Mineralstoffe nach Dr. Schüßler sind für den Bedarf der Zelle eingerichtet. Deshalb ist bei ihnen die Anzahl der Moleküle, also die Qualität, wichtig und nicht die Quantität.

Aus der Praxis

Wenn also ein an Osteoporose Erkrankter einen gravierenden Kalziummangel aufweist, dann ist sehr wohl ein hochdosiertes Kalziumpräparat notwendig. Aber bei der Steuerung dieser Mineralstoffmengen hilft das Calcium phosphoricum – Nummer 2 von Dr. Schüßler.

Die Mineralstoffe nach Dr. Schüßler sind in Milchzucker, der idealen Trägersubstanz, fein verteilt. In der normalen Verdünnung, die der D 6 entspricht, kommt ein Gramm Wirkstoff auf eine Tonne Mineralstofftabletten. Aber es sind immerhin noch ungefähr 120 Millionen Wirkstoffmoleküle in einer Tablette in D 12. In der höheren Verdünnung der Mineralstoffe, nämlich der D 12, kommt eine Million Tonnen Milchzucker auf ein Gramm Wirkstoff.

Mineralstoffpräparate
Wer versucht, das Manko, das eine nährstoffarme Versorgung mit sich bringt, durch die handelsüblichen Mineralstoffpräparate (nicht die

Biochemie nach Dr. Schüßler

Mineralstoffe nach Dr. Schüßler) auszugleichen, muss wissen, dass diese Mineralstoffe auf keinen Fall mit denen zu vergleichen sind, die durch eine natürliche, pflanzliche Ernährung in den Körper gelangen, denn ihm fehlt die Verknüpfung mit dem natürlichen Vorkommen in den Pflanzen.

Außerdem besteht die Gefahr, dass durch eine zu hohe Dosierung dieser Präparate das relative Gleichgewicht der Mineralstoffe innerhalb und außerhalb der Zellen gestört wird, was zu Problemen führen kann. Es ist inzwischen hinlänglich bekannt, dass die einseitige Zufuhr mancher Mineralstoffe zu Verschiebungen in der Mineralstoffbalance führen kann. So beeinflusst eine hohe Kalziumgabe unter anderem die Zinkbalance, was nicht ohne Folgen für das gesundheitliche Geschehen bleibt. Dasselbe gilt für die Einnahme von Eisenpräparaten. Beides sind nun Bereiche, in denen oft Mängel bei Kindern auftreten. Die Bedeutung der Mineralstoffbalance sollte aus diesem Grund immer beachtet werden.

> **INFO**
>
> *Dass ein zusätzliches Präparat zu den Mineralstoffen nach Dr. Schüßler gegeben werden muss, trifft auf alle jene Mängel zu, die nicht mehr durch eine besonders mineralstoffreiche Nahrung ausgeglichen werden können.*

Wirkungsweise

Dr. Schüßler hat 12 Mineralstoffverbindungen erforscht, die für den Körper als Betriebsstoffe unerlässlich sind. Hier ein erster Überblick über diese Mineralstoffe mit knappen Hinweisen auf ihre Wirkungsweise. Die speziell für das Abnehmen erforderlichen Mineralstoffe werden dann an entsprechender Stelle genau ausgeführt.

Charakterlicher Aspekt: Wie schon in der Einleitung festgestellt, haben auch oder sogar besonders so genannte „seelische" Komponenten großen Anteil an der Dickleibigkeit. Aus diesem Grund wird hier bei jedem Mineralstoff ein kleiner Ausblick formuliert. Allerdings können diese seelischen Anteile nicht durch die Einnahme der Mineralstoffe nach Dr. Schüßler aufgelöst werden. Diese müssen schon auf der charakterlichen Ebene bearbeitet werden. Wer sich in diese Thematik vertiefen möchte, sei auf das „Handbuch der Biochemie" verwiesen, das ebenfalls im Haug Verlag erschienen ist.

Einfluss auf den Stoffwechsel

Nummer 1 – Calcium fluoratum (Flussspat)

Charakterlicher Aspekt: Bei diesem Mineralstoff geht es unter anderem um die Abgrenzung, und für unsere Thematik heißt das: „Nein" sagen können. Oft genug wird gegessen aus Höflichkeit: um aufzuessen, wie es sich gehört, um nicht zu verletzen, um zu zeigen, dass jemand gut gekocht hat und so weiter.

Aufgaben: Der Mineralstoff ist zuständig für die Elastizität des Bindegewebes, also für Bänder, Gewebe, Gefäße und Muskeln, außerdem für den Zahnschmelz und die Oberfläche der Knochen. Fehlt der Mineralstoff, führt das entweder zu Dehnungen, die sich nicht mehr zusammenziehen, oder zu Verhärtungen, die sich nicht mehr lockern können. Der Hornstoff (Keratin) wird durch Calcium fluoratum gebunden. Bei einem Mangel tritt dieser an die Oberfläche und bildet eine Hornhaut.

Anwendung: Schwielen, Hornstoffaustritt (besonders an den Fersen), rissige Haut, Überbeine, Plattfüße, Krampfadern, Hämorrhoiden, Karies, schlechte Fingernägel, einknickende Knöchel, Bänderdehnung (Schlottergelenke), lockere Zähne.

Nummer 2 – Calcium phosphoricum

Charakterlicher Aspekt: Für viele Menschen ist Angst ein Thema, von dem sie ein ganzes Leben lang begleitet werden. Sie fühlen sich unablässig bedroht und meinen, ihre Existenz absichern zu müssen. Das drückt sich dann oft in dem Versuch aus, mit Körperfülle auf der körperlichen Ebene abzusichern, was seelisch einfach nicht gelingen will.

Aufgaben: Dieser Mineralstoff ist das wichtigste Knochenaufbaumittel. Er bildet das Zahnbein (Inneres der Zähne), ist ein Blutaufbaumittel und für den Eiweiß- und Zellaufbau zuständig. Er wird im Körper zur Neutralisation von Säuren eingesetzt und ist außerdem ein wichtiges Aufbaumittel nach Krankheiten mit Blutverlust.

Anwendung: Blutarmut, Schlafstörungen, Muskelkrämpfe, Taubheitskribbeln, Knochenbrüche, schneller Schweißausbruch, bellender Husten (vor allem bei Kindern), zu schneller Pulsschlag, Nervosität, Überanstrengungskopfschmerz, Osteoporose.

> **TIPP**
> Besonders beim Abnehmen muss auf bestehende Erkrankungen geachtet werden. In diesem Fall ist eine ärztliche Beratung unerlässlich!

Biochemie nach Dr. Schüßler

Anmerkung: Bei Mangel an diesem Mineralstoff kommt es zu einem Heißhunger auf pikante Speisen, besonders auf Ketchup, Senf und Geräuchertes.

Nummer 3 – Ferrum phosphoricum

Charakterlicher Aspekt: Menschen, die sich an allem und jedem reiben beziehungsweise sich entzünden, verbrauchen viel von diesem Mineralstoff. Vielfach sind sie einfach nicht dazu in der Lage, an einer Lösung dieses Problems zu arbeiten. Dann wird in sich „hineingefressen", was nur immer verfügbar ist – und das zeigt sich in der unangenehmen Wirkung von zunehmender Körperfülle.

Aufgaben: Es wird eingesetzt bei Verletzungen und allen „plötzlich" auftretenden, akuten Gesundheitsstörungen und wirkt bei einer Schwäche der körpereigenen Abwehrkräfte unterstützend und hilfreich. Es ist das Mittel für die erste Hilfe bei Verletzungen, vor allem für die damit verbundenen Schmerzen. Vorbeugend genommen stärkt es ganz besonders die Widerstandskraft des Körpers.

Anwendung: Entzündungen aller Art, frische Verletzungen (das Auflegen von aufgelösten Mineralstofftabletten in Form eines Breies ist in diesem Falle sehr empfehlenswert), niederes Fieber (bis 38,5 Grad Celsius), Ohrenschmerzen, Mittelohrentzündung, Rauschen im Ohr (Durchblutungsstörung), pulsierendes Pochen (Kopfschmerzen), mangelnde Konzentrationsfähigkeit, Sonnenunverträglichkeit.

Anmerkung: Kaffee, schwarzer Tee und Kakao verbrauchen im Körper sehr viel Eisen.

Nummer 4 – Kalium chloratum

Charakterlicher Aspekt: Menschen mit einem großen Verbrauch an diesem Mineralstoff sind meistens Gefühls- und Gemütstypen. Es geht ihnen alles nahe, viel zu nahe und damit auch „hinein". Damit sind alle diese Ereignisse drinnen und füllen entsprechend auf! Für diese Menschen, die viel zu weich sind, tut die blaue, kühlende Farbe gut.

Aufgaben: Kalium chloratum bindet und bildet im Körper den Faserstoff, der einen wesentlichen Bestandteil des gesamten Bindegewebes darstellt. Bei einem Mangel an diesem Mineralstoff leidet die

> **TIPP**
>
> Wer mehr über Schüßler-Salze und die charakterliche Ebene wissen möchte, kann im „Handbuch der Biochemie" (Haug Verlag) nachschlagen.

Fließfähigkeit des Blutes, weil es durch den frei werdenden Faserstoff verdickt wird. Es ist auch der Drüsenbetriebsstoff.

Anwendung: Blutverdickung (reguliert die Fließfähigkeit des Blutes), Schwerhörigkeit, Neigung zu Übergewicht, Drüsenschwellungen, schleimiger Husten, Couperose (Äderchen im Gesicht), Hautgrieß, Besenreiser.

Anmerkung: Alkohol und Strombelastung verbrauchen sehr viel von diesem Mineralstoff.

Nummer 5 – Kalium phosphoricum

Charakterlicher Aspekt: Es gibt Menschen, die sich in ihrem Leben immer bis auf die letzten Reserven auspumpen. Dabei geht auch der Speicher an diesem Mineralstoff drastisch zurück. Es entsteht ein diffuses Hungergefühl. Der von diesem Gefühl Geplagte steht vor dem vollen Kühlschrank und weiß eigentlich nicht, was er essen will. Er spürt instinktiv, dass er keine körperliche Nahrung benötigt, sondern energetische. Sein Energiefeld ist entleert und müsste wieder aufgefüllt werden.

Aufgaben: Es ist das Mittel der Wahl bei allen Erschöpfungszuständen seelischer und körperlicher Natur. Der Mineralstoff kommt in allen Gehirn- und Nervenzellen, im Blut und in den Muskeln vor und ist ein unentbehrlicher Energieträger. Er bindet im Körper das Lecithin.

Anwendung: Mutlosigkeit, Zaghaftigkeit, Verzagtheit, Platzangst, Müdigkeit, Muskelschwund, Lähmungserscheinungen, Mundgeruch (der nicht vom Zähneputzen weggeht), Zahnfleischbluten, Zahnfleischschwund, hohes Fieber (über 38,5 Grad Celsius).

Anmerkung: Vor, bei oder nach besonderer Anstrengung zur Auffüllung der angegriffenen Speicher ausgiebig nehmen.

Hinweis
Wie auch alle anderen Schüßler-Salze kann Kalium phosphoricum äußerlich angewendet werden und wirkt bei schlecht heilenden Wunden.

Nummer 6 – Kalium sulfuricum

Charakterlicher Aspekt: Wer immer die Erwartungen der anderen erfüllen will und dabei kaum an sich denkt, kommt zu kurz. Der Ärger darüber drückt sich unter Umständen im Kummerspeck aus.

Aufgaben: Dieser Mineralstoff ist – neben der Nummer 3 – ein unentbehrlicher Sauerstoff-Überträger und sorgt dadurch für regelmäßige Zellerneuerung. Durch das Ferrum phosphoricum wird der Sauerstoff bis zur Zelle gebracht. Das Kalium sulfuricum sorgt dafür, dass dieser durch die Zellwand in das Innere der Zelle gelangen kann. Es wird überall dort eingesetzt, wo der Stoffwechsel behindert oder träge geworden ist, ganz besonders bei „hartnäckigen" Fällen, wenn eine Krankheit chronisch geworden ist und sich bis in die Zelle hinein festgesetzt hat.

Anwendung: Lufthunger, Klaustrophobie – Angst vor engen Räumen (Lift- und Seilbahnkabinen, Tunnelfahrten), Schuppen auf der Haut, Hautkrankheiten, Pigment- und Altersflecken; wenn man keine Feuchtigkeit verträgt.

Nummer 7 – Magnesium phosphoricum

Charakterlicher Aspekt: Die Spannung, ob wohl alle Erwartungen richtig erfüllt werden, verbraucht viel Magnesium phosphoricum – Nummer 7. Aus dem daraus folgenden Mangel resultiert ein Schokoladenhunger, der so manches Mal zur Körperfülle beigetragen hat.

Aufgaben: Dieser Mineralstoff ist für den Aufbau der Knochen mitverantwortlich. Magnesium phosphoricum steuert das vegetative Nervensystem und hat daher Einfluss auf die Tätigkeit von Herz, Nerven, Kreislauf, Drüsensystem, Verdauungsorgane und Stoffwechsel. Bei allen plötzlich auftretenden, einschießenden, bohrenden und krampfartigen Schmerzen ist die Nummer 7 angezeigt.

Anwendung: Lampenfieber, das Mittel bei unwillkürlichen Verkrampfungen (Bauchschneiden, Koliken, Regelkrämpfen, Angina pectoris, Migräne im Anfangsstadium), blitzartige Schmerzen, Knödelgefühl im Hals, bei Schlafstörungen: ist ein gutes Schlaf- und Weckmittel (löscht das Licht aus und zündet es an), Blähungen.

Anmerkung: Starke elektromagnetische Belastungen (Stromsmog) verbrauchen sehr viel von diesem Mineralstoff im Körper.

Nummer 8 – Natrium chloratum (Kochsalz)

Charakterlicher Aspekt: Wer „verschnupft" ist, weil seine gut gemeinten Wohltaten nicht so ankommen, wie sie sollten, bei dem kommt der Fluss des Lebens ins Stocken. Der Flüssigkeitshaushalt wird nicht mehr ausreichend reguliert. Das Wasser staut sich im Körper, was eine Gewichtszunahme zur Folge hat und die Gelenke knacken lässt.

> **TIPP**
>
> *Magnesium phosphoricum wirkt besonders gut als „heiße 7". Dabei werden 7 Tabletten in heißem, frisch aufgekochtem Wasser aufgelöst und in kleinen Schlucken eingenommen, etwa eine halbe Minute im Mund behalten und dann getrunken.*

Einfluss auf den Stoffwechsel

Aufgaben: Natrium chloratum vermehrt in Verbindung mit Kalium phosphoricum die Zahl der roten Blutkörperchen, bindet im Körper den Schleimstoff (Mucin), wodurch es für den Aufbau aller Schleimhäute (auch Magenschleimhaut) zuständig ist. Es reguliert den Wärme- und Flüssigkeitshaushalt im Körper; es bildet außerdem das Knorpelgewebe und die Gelenkschmiere und ist grundsätzlich für alle Körperteile zuständig, die nicht durchblutet werden!

Anmerkung: Es darf nicht übersehen werden, dass vor allem auch für seelische Entgiftung viel von der Nummer 8 verbraucht wird (im Hinblick auf das Fernsehen).

Anwendung: Fließschnupfen (wässrig), Nebenhöhlenprobleme, Kälteempfindlichkeit, empfindlich gegen Luftzug, Bandscheibenschäden, Knorpelschäden, bei Brandverletzungen (Brei!), Schuppen auf dem Kopf, kalte Hände und Füße, Blasen- und Nierenentzündung, bei Heißhunger auf salzige und stark gewürzte Speisen, Gelenkgeräusche (Knacken in den Gelenken), viel oder wenig Durst, salzig brennende Absonderungen, tränende Augen, Schlundbrennen (wenn es die Speiseröhre heraufbrennt), Geruchs- und Geschmacksverlust.

Nummer 9 – Natrium phosphoricum

Charakterlicher Aspekt: Wenn jemand „sauer" ist, und zwar im wahrsten Sinn des Wortes, kann der Fettstoffhaushalt nicht mehr ausreichend reguliert werden. Die Fettleibigkeit kann hier durchaus ihre Wurzeln haben.

Aufgaben: Dieses Salz verwandelt Harnsäure zu Harnstoff und macht sie so für die Nieren ausscheidbar; es reguliert außerdem den Fettstoffwechsel; mit seiner Hilfe baut der Körper den Zucker ab.

Anwendung: Sodbrennen (brennt nur im Magen „unten"), saures Aufstoßen, Fettsucht, Rheuma, Talgprobleme, Mitesser, Akne, geschwollene Lymphknoten, fette/trockene Haare/Haut, chronische Mattigkeit/Müdigkeit, Heißhunger, Hunger nach Süßigkeiten und Mehlspeisen, sauer-scharfe Absonderungen.

Hinweis
Die Art der Ernährung hat großen Einfluss auf den Säurehaushalt des Körpers.

Nummer 10 – Natrium sulfuricum

Charakterlicher Aspekt: Starke Gefühle wie Wut, Zorn und Hass verschlacken den Körper. Aber es sind manchmal diese Gefühle, die einen

Biochemie nach Dr. Schüßler

Menschen erfüllen, der all sein Bestes gibt, um andere zu beglücken, um ihnen Glück und Zufriedenheit zu bescheren. Die dabei entstehenden Schadstoffe werden in Verbindung mit Wasser unschädlich. Die entstehende Schlackenflüssigkeit schwemmt den Körper auf und macht ihn schwerer.

Aufgaben: Im Gegensatz zur Nummer 8, das die Körperzellen im richtigen Maß mit Wasser versorgt und die Gifte ausscheidbar macht, können mit Natrium sulfuricum – Nummer 10 – bestimmte Schlacken von der Leber umgebaut werden, damit sie ausscheidbar sind. Dadurch wird die Schlackenflüssigkeit im Körper reduziert.

Anwendung: Verschlackung (stinkende Winde – „Was du an Anstand verlierst, gewinnst du an Gesundheit!"), Durchfall, zerschlagenes Gefühl in den Gliedern (beginnende Grippe), geschwollene Augen (vor allem in der Früh) und Tränensäcke, Vergiftungskopfschmerz (Kater), Reißen und Ziehen in den Gelenken, hohe Zuckerwerte, geschwollene Beine, Druck im Ohr, offene Beine, Juckreiz auf der Haut (juckend-beißend), Fieberblasen und Herpes (Gel!).

Nummer 11 – Silicea

Charakterlicher Aspekt: Damit die Verbindung zwischen Menschen nicht in Brüche geht, nehmen manche viel auf sich. Sie versuchen, Spannungen, Streit und Auseinandersetzungen zu unterbinden oder auszugleichen, indem sie harmonisieren. Dabei bauen sie viel Bindegewebe auf, das ihr Gewicht vermehrt.

Aufgaben: In sämtlichen Zellen des menschlichen Körpers finden sich sehr hohe Anteile an Kieselsäure. Diese Säure ist hauptverantwortlich für die Bildung des Bindegewebes und zuständig bei Brüchigkeit des Bindegewebes.

Anwendung: Bindegewebsschwäche, Licht- und Geräuschempfindlichkeit, Zucken der Lider, schlechte Haare (gespaltene Spitzen) und Nägel (lösen sich in Schichten auf), Ischiasschmerzen, stinkender Schweiß (Fußschweiß), bei verschlossenen Eiterungen in Verbindung mit Natrium phosphoricum, Schwangerschaftsrisse, Leistenbruch (manchmal ist eine Operation notwendig!).

Anmerkung: Der Schweiß sollte nicht unterbunden werden, da sich sonst Nierensteine bilden können.

> **INFO**
> Wenn man die verschiedenen Mineralstoffe im Geschmack vergleichen möchte, müssen sie vom gleichen Hersteller sein.

Nummer 12 – Calcium sulfuricum

Charakterlicher Aspekt: Wenn alles in die Brüche gegangen ist, hilft kein Verkapseln. Dadurch wird nur alles hineingespeichert und nichts mehr geht hinaus!

Aufgaben: Dieser Mineralstoff, der hauptsächlich in Leber, Galle und Muskeln vorkommt, wirkt schleimlösend und ausscheidungsfördernd, bringt alles „in Fluss".

Anwendung: Stockschnupfen, eitrige Mandel- und Halsentzündung, chronische Bronchitis, eitrige Mittelohrentzündung, Zahnfleischentzündung, Abszess, Eiterfistel, Rheuma, Gicht, geöffnete Eiterungen und chronische Eiterungen (diese Eiterungen müssen geöffnet sein!).

Im Zuge der Weiterentwicklung der Heilweise wurden 12 weitere Mineralstoffverbindungen gefunden, von denen zwei für uns besondere Bedeutung haben.

> **INFO**
> Je mehr der Körper die Mineralstoffe benötigt, desto schneller zergehen sie im Mund und desto süßer schmecken sie.

Nummer 15 – Kalium jodatum

Aufgaben: Es beeinflusst die Blutzusammensetzung, dämpft (krankhaft) erhöhten Blutdruck, dient der Anregung der Herz- und Hirntätigkeit, fördert den Appetit und die Verdauung. Es ist das Schilddrüsenmittel schlechthin.

Anwendung: Chronisches, auch krampfhaftes Räuspern (als ob etwas im Hals stecken würde), Druck am Hals (kann sich bis zu Würgegefühlen steigern), Neigung zu niedergedrückter Stimmung (weinerlich, fast depressiv), Kropf (geht bei längerer, konsequenter Einnahme unter Umständen zurück), Herzrasen, Schweißausbrüche, Schwindelgefühle, besondere Erregbarkeit.

Nummer 22 – Calcium carbonicum

Anwendung: Bei schweren Erschöpfungszuständen; wenn sich jemand aufgrund seiner seelischen „Programmierung" dauernd selbst überfordert und auspumpt. Auch das Leben im Gebirge („inner Gebirg") scheint diesen Mineralstoff im Körper übermäßig im Körper abzurufen und zu erschöpfen.

Einnahme der Mineralstoffe nach Dr. Schüßler

Am besten werden die Mineralstoffe nach Dr. Schüßler einzeln im Mund gelutscht. Es können auch mehrere Mineralstofftabletten auf einmal in den Mund genommen werden. Man lässt sie einfach im Mund zergehen.

Die Mineralstoffe können auch in Wasser aufgelöst werden. Dieses ist schluckweise zu trinken, wobei jeder Schluck so lange wie möglich im Mund behalten werden sollte. Die Wirkstoffe werden über die Mund- und Rachenschleimhäute in den Körper aufgenommen. Gelangen sie in den Magen, werden sie durch die Säure verändert. Die Mineralstoffe dürfen nicht mit Metall in Berührung kommen, was vor allem beim Auflösen von Bedeutung ist. Rühren Sie das Mineralstoff-Wasser-Gemisch nicht mit einem Metalllöffel um!

Mineralstoffeinnahme für Diabetiker

Für Diabetiker ist es grundsätzlich am besten, die Mineralstoffe aufzulösen. Sie geben zuerst das Wasser in das Glas und dann die Mineralstoffe dazu. Rühren Sie nicht um. Trotzdem gelangt ein wenig Lactose in die Lösung, was aber nur in extremen Fällen von Bedeutung ist.

INFO
48 Tabletten entsprechen einer Broteinheit.

Mineralstoffspeicher

Um die Problematik von Störungen im Stoffwechsel verstehen zu können, ist es **unbedingt** notwendig, vorher noch auf das Thema der Mineralstoffspeicher einzugehen.

Sie sind dafür zuständig, dass der Körper nicht bei der kleinsten Belastung an die Grenzen seiner Möglichkeiten kommt, weil sie den Organismus in die Lage versetzen, die Belastung aufzufangen beziehungsweise abzupuffern. Ohne diese Auffangmöglichkeit wäre das Leben sehr eng, wie es eben dann für alle ist, deren Speicher weitestgehend erschöpft sind.

Bei Menschen mit schweren, lebensbedrohlichen Belastungen sind keine Mineralstoffe mehr frei verfügbar. Sie leben „von der Hand in den Mund", wie es das Sprichwort treffsicher ausdrückt. Das heißt, der Organismus lagert bei der Zufuhr von überlebensnotwendigen Mineralstoffen diese nicht in den Speicher ab, sondern ist gezwungen, sie sofort einzusetzen, um zerstörtes Gewebe wieder aufzubauen und die wichtigsten Lebensfunktionen im Körpers aufrechtzuerhalten.

Sollten auch die Langzeitspeicher bis an die Grenzen ausgeschöpft sein, muss der Körper Gewebe abbauen. Das macht sich in schweren Betriebsstörungen, also Krankheiten, bemerkbar. Diese halten so lange an, wie der Organismus unter Ausnützung der verbleibenden Mineralstoffe einen minimalen Betrieb aufrechterhalten kann.

Auffüllen der Speicher

Das Bestreben des Organismus ist immer danach ausgerichtet, die Speicher möglichst gefüllt zu haben.

Aus der Praxis

Geht jemand in der kalten Jahreszeit mangelhaft bekleidet ins Freie, verbraucht der Organismus, weil die Kälte ungehindert an die Hautoberfläche gelangen kann, für die Wärmeregulierung enorm viele Moleküle Natrium chloratum, Nummer 8. Die Moleküle werden aus dem aktuellen Speicher, den Säften, entnommen. In diesen entsteht natürlich ein Defizit, das der Organismus wieder ausgleichen will.

Werden nun die Mängel nicht behoben, indem man zum Beispiel Mineralstoffe nach Dr. Schüßler zu sich nimmt, werden die Mineralstoffe aus den längerfristigen Speichern geholt. Man kann sie auch die konstitutionellen Speicher nennen. In der Umgangssprache heißt es dann: „Das ging an die Substanz. Ich habe schon von meiner Substanz gezehrt!" Der aktuelle Speicher muss für besondere, etwaige Belastungen immer aufgefüllt sein. Er ist der Puffer, mit dem überraschende Belastungen aufgefangen werden können.

Der Speicher für die Nummer 8 sind die Schleimhäute, besonders die Nasenschleimhäute. Die Moleküle sind mit dem Schleimstoff verbunden, verknüpft. Wenn die Mineralstoffmoleküle nun für den aktuellen Speicher abgerufen werden, fällt der Schleimstoff als Abfall an. Das ist der uns sehr bekannte Rotz beim Schnupfen. Die Menschen sagen dann, sie hätten sich kürzlich verkühlt, weil sie einen Schnupfen haben.

Die Speicher und die Gesundheit stehen in einem sehr engen Kontakt. Bei gefüllten Speichern herrscht ein Wohlgefühl, verbunden mit einer großen Spannkraft. Gesundheit ist mehr als nur die Abwesenheit von Krankheit. Sie besteht in einer guten Grundkonstitution, und die hat zur Voraussetzung, dass die Mineralienspeicher gefüllt sind.

Werden die Speicher durch verschiedene Beanspruchungen nicht mehr aufgefüllt, sondern sogar abgebaut, kommt ein Müdigkeitsgefühl auf, das sich nicht so leicht abschütteln lässt. Man fühlt sich ausgelaugt, verbraucht, erschöpft, nicht wohl – einfach ausgebrannt.

Das Leben wird enger

Je mehr der Speicher entleert wird, umso größer werden die Betriebsstörungen (Krankheiten). Aber auch der mangelhaft gefüllte Speicher stellt für sich eine Betriebsstörung dar, wie schon dargestellt wurde. Werden nämlich „seine" Mineralstoffe in einem größeren Maße beansprucht, zum Beispiel bei einer besonderen Belastung, so kann er sie nicht zur Verfügung stellen. Es kommt zur Panik, zur Allergie oder gar zum Zusammenbruch. Bevor es so weit kommt, wird der Mensch von Situationen ferngehalten, in denen er mit Stoffen in Berührung kommt, die er nicht verträgt.

Wirkliche Heilung

> Bei der Einnahme von Mineralstoffen nach Dr. Schüßler ist der Zusammenhang zwischen Betriebsstoffen und ihrem Speicher unbedingt zu berücksichtigen. Sonst würde ein wesentlicher Bestandteil einer wirklichen Heilung nicht berücksichtigt.

Bestehen nun größere Mängel und entsprechende gesundheitliche Probleme, so füllt der Körper nach und nach die Speicher auf. Allmählich verschwinden die einzelnen Symptome. Der Organismus entscheidet jeweils, was von größerer Bedeutung ist: das weitere Auffüllen des Speichers oder die Bearbeitung eines anstehenden gesundheitlichen Problems.

Es ist spannend zu beobachten, wenn bei solcher Behandlungsweise der Mensch langsam seine Probleme los wird, zugleich auch aber immer stärker und widerstandsfähiger wird.

Mögliche Antworten des Körpers auf Schüßler-Salze

Bei der Einnahme von Mineralstoffen nach Dr. Schüßler kann es zu unliebsamen Reaktionen kommen, die aber den einsetzenden Erfolg der angesetzten Therapie bestätigen, auch wenn sie nicht angenehm sind.

Dazu gehören:
— Durchfall (was sehr häufig ist)
— Sodbrennen (kann einige Tage dauern)
— Kopfschmerzen (Katergefühl)
— vermehrte Ausscheidungen über die Haut, was Ausschläge zur Folge haben kann
— Verstopfung (mehr trinken)
— Mattigkeit und Erschöpfungsgefühle
— leichtes Fieber
— Husten und Schnupfen
— unangenehm stinkende Winde
— kurzzeitig geschwollene Hände oder Füße

Häufig zeigen Menschen mehr oder weniger starke Reaktionen auf (Therapie-)Maßnahmen zur Verbesserung ihrer gesundheitlichen Situation. Nicht immer werden diese als Rückmeldungen des Körpers, dass die Therapie anschlägt, angesehen und positiv aufgenommen. Möglich ist sogar, dass jemand vor den Reaktionen so zurückschreckt, dass er lieber wieder in die alte, gewohnte (aber krank machende) Situation zurückkehrt. In unserer Praxis gilt dies neben der Einnahme von Schüßler-Salzen vor allem auch für die von uns häufig empfohlene Veränderung des Schlafplatzes, die Montage eines Netzfreischaltgerätes und das Entfernen von Spiegeln. Auch seelische Blockaden werden natürlich nicht immer leicht aufgearbeitet und haben auch auf der körperlichen Ebene Auswirkungen.

TIPP

Wenn der Mensch zusätzlich durch einen schlechten Schlafplatz belastet ist, ist der Stau von Gift-, Ermüdungs- und Belastungsstoffen noch größer.

Biochemie nach Dr. Schüßler

Warum kommt es überhaupt zu Reaktionen?

Unser Körper hält das Leben unter allen Umständen und Belastungen so lange aufrecht, wie es ihm möglich ist. Die Belastungen verhindern aber eine volle Lebendigkeit, denn es müssen Abstriche von den Lebensmöglichkeiten gemacht werden.

Diese Abstriche werden nach einer Rangordnung durchgeführt, die die Aufrechterhaltung des Lebens so lange wie möglich gewährleisten soll. Es werden also zuerst die Haare, Nägel, Zähne oder Knochen nicht mehr optimal versorgt (Mängel) oder aber Beschädigungen nicht mehr regeneriert. Der Körper hat zu wenig Energie oder zu wenig Mineralstoffe.

Hinweis

Alle Krankheiten, die nicht ausgeheilt werden, werden damit in den Körper buchstäblich „hineingedrückt".

Wenn eine Betriebsstörung im Organismus auftritt, ist sie unserem üblichen Lebenslauf normalerweise „im Weg". Sie wird weggedrückt, verdrängt. So wird beispielsweise ein auftretender Schmerz häufig sofort mit einem Schmerzmittel unterdrückt oder auftretendes Fieber durch die unmittelbare Gabe von fiebersenkenden Mitteln verhindert. Durch diese Maßnahme erfolgt unter anderem mittels Fermentblockade tatsächlich eine schlagartige, wenn auch scheinbare Heilung. Zugleich wird das Erkennen der wahren Ursachen unterdrückt und verhindert, was damit auch die Ausscheidung aller Gift- und Krankheitsstoffe blockiert.

Am Anfang ist der Entgiftungsapparat im Körper solchen Belastungen noch gewachsen. Sie kosten aber viel Kraft. Man denke nur an die oft noch wochenlange Erschöpfung nach der Einnahme von schweren Medikamenten. Wenn der Entgiftungsapparat erschöpft ist, kann er die Belastungsstoffe nicht mehr vollständig ausscheiden.

Entgiftung und Entschlackung sind lebensnotwendig!

Stoffwechselgifte und -schlacken müssen aus dem Blut, aus der Lymphe und aus der Gewebsflüssigkeit entfernt werden. Der einzige Platz, der dann noch offen ist, sind die Körperzellen. Diese werden also Schicht für Schicht belastet. Die Giftstoffe lagern sich im Innern der Zelle nach und nach ab und verursachen damit eine Schädigung des Abwehrsystems, bis „nichts mehr geht".

Mögliche Antworten des Körpers auf Schüßler-Salze

Der Umschwung wird eingeleitet

Die Einnahme der Mineralstoffe (häufig in Begleitung anderer Maßnahmen) setzt im Körper Prozesse der Entschlackung im Sinne von Heilung in Gang. Alle Stoffe, die entgiftet werden müssen, werden ausgeschieden, die schadhaften Stellen werden „repariert". Natürlich verbrauchen diese Vorgänge auf der körperlichen Ebene viele Mineralstoffe.

— Im Besonderen viel Nummer 3, Ferrum phosphoricum, was zu einer leicht erhöhten Temperatur führt;
— viel Nummer 8, Natrium chloratum, was den Schnupfen hervorruft;
— und vor allem viel Drüsenbetriebsstoff, Nummer 4, Kalium chloratum, was einen schleimigen Husten zur Folge haben kann.

Das ist der erste Teil der Reaktionen, nach denen es dem Kranken dann eine kurze Zeit recht gut geht.

Es gibt viele Anwender von Mineralstoffen nach Dr. Schüßler, die beispielsweise nach kürzester Einnahme der oben genannten Salze Reaktionen erleben. Sie schrecken davor zurück und behaupten: „Schüßler? Vertrage ich nicht!" Davor sollen Sie an dieser Stelle nochmals gewarnt werden. Gleichzeitig wollen wir Sie ermutigen, denn auch diese Reaktionen zeigen: Sie sind auf dem richtigen Weg!

Alte Schulden begleichen

Als zweiter Schritt im Zuge der Regeneration werden vom Organismus die in den Körperzellen zurück- beziehungsweise aufgestauten Stoffe in Bewegung gesetzt. Die Giftstoffe können jetzt abgebaut werden, da sie nun frei beweglich und dem Stoffwechsel des Körpers wieder zugänglich sind. Alte Beschwerden und Belastungen, auch Verletzungen und Krankheiten kommen dabei eventuell noch einmal zum Vorschein.

Unter Umständen entsteht sogar der Eindruck, dass eine alte Krankheit wieder ausbricht, denn man fühlt sich so krank wie zu der Zeit, als man die Krankheit tatsächlich hatte. Symptome der Krankheit oder die Gefühle, die diese begleiteten, plagen einen plötzlich wieder.

Biochemie nach Dr. Schüßler

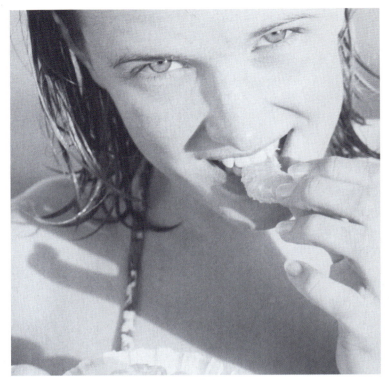

Sag mir, was du isst, und ich sag dir, wer du bist ...

Allerdings nicht mehr so schlimm wie zur Zeit der Belastung selbst, und sie hören ohne besondere Einflussnahme wieder auf.

Abbau der Giftstoffe

> Der Abbau tiefer liegender Schichten erfolgt im „Krebsgang". Die jüngsten Schichten kommen zuerst dran und danach immer ältere. Diese Vorgänge können ziemlich lange dauern. Zwischen den Phasen der Reinigung tritt regelmäßig eine Pause ein, in der der Betroffene sich ein bisschen erholen kann. Das ist immer wieder zu beobachten und zugleich das Kennzeichen für eine Reaktion.

Man denke in diesem Zusammenhang etwa an die Probleme, wenn jemand das Rauchen beendet. Mit wie vielen Problemen hat er zunächst einmal zu kämpfen, auch mit gesundheitlichen, obwohl er damit für seinen Körper etwas Gutes tut.

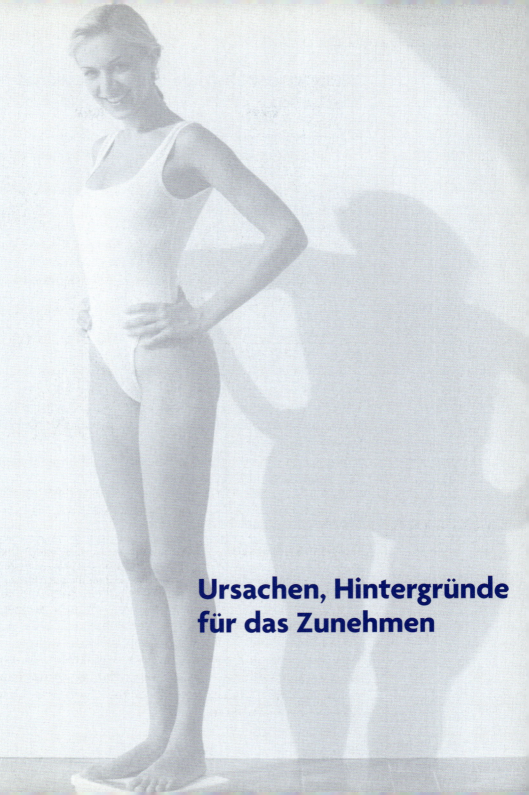

Ursachen, Hintergründe für das Zunehmen

Ursachen, Hintergründe für das Zunehmen

Übergewicht als Folge von Stoffwechselblockaden

In der Wortwahl der Biochemie hat sich eine Tendenz zu extremen Formulierungen durchgesetzt. So kann es sich bei den Stoffwechselvorgängen um keine Blockade, sondern höchstens um Einschränkungen handeln. Wäre der Stoffwechsel gänzlich blockiert, also im tatsächlichen Sinne des Wortes, könnte der Mensch nicht weiterleben.

Andererseits wiederum muss hier mit großer Hochachtung angemerkt werden, wie faszinierend es ist, den Körper bei seinen Ausgleichsleistungen zu bewundern. Es ist tatsächlich erstaunlich, unter welchen Belastungen es dem menschlichen Organismus immer wieder gelingt, sich zu regenerieren.

Es geht nun darum, den Ursachen nachzugehen, warum der Stoffwechsel des Menschen eingeschränkt ist und es zu einer Zunahme seines Gewichtes kommt.

Von besonderer Bedeutung ist in diesem Zusammenhang, dass bei der Ernährung nicht einseitig nur auf die Fettzufuhr und deren Einschränkung geachtet wird. In Amerika wird hauptsächlich „fat free" gegessen, in dem Glauben, man könnte so der Dickleibigkeit entkommen. Aber gerade dort kann man sehr viele besonders dicke Menschen beobachten, die von der Vergeblichkeit ihrer Bemühungen um eine Gewichtsabnahme zu berichten wissen.

Stoffwechselblockade: Eiweiß

Eiweiß ist ein wichtiger Baustein in unserem Körper. Eiweißstoffe (Proteine) sind meist sehr komplexe Moleküle. In unserem Körper gibt es an die 50 000 (!) verschiedene Proteinmoleküle, wobei sich in jeder Zelle ungefähr 4000 bis 5000 davon befinden.

Der Mensch nimmt Proteine über die Nahrung auf. Für ihn sind 20 Aminosäuren besonders wichtig, die er nicht selbst herstellen kann, das sind die essenziellen Aminosäuren. Die Aminosäuren sind die Bausteine des Lebens, ihre Abfolge bestimmt den genetischen Code des Menschen.

INFO

Bei einem Mangel an bestimmten Mineralstoffen kommt es zu ganz bestimmten Symptomen, die sich klar abgrenzen lassen.

Übergewicht als Folge von Stoffwechselblockaden

Proteine haben im Körper wichtige Aufgaben. Sie sind:

— Enzyme, Hormone
— Transportenzyme – zum Beispiel Hämoglobin (Blut)
— Speicherprotein – Ferritin (Speicher für Eisen)
— Bewegungsproteine – Kollagene, Bänder, Sehnen
— Antikörper zur Immunabwehr
— Überträger von Nervenimpulsen (Sehvorgang)

Der Eiweißbedarf pro Tag und Kilogramm Körpergewicht beträgt etwa 2 Gramm oder 15 Prozent der Nahrungsaufnahme. Bei Frauen beläuft sich der tägliche Bedarf auf durchschnittlich 120 Gramm und bei Männern 140 Gramm Eiweiß.

Der Aufnahme von pflanzlichem Eiweiß ist besonderes Augenmerk zu schenken. Pflanzliches Eiweiß kann der Körper nur langsam aufschließen. Eine Überversorgung mit Eiweiß ist daher nicht möglich. Von besonderer Bedeutung ist der möglichst hohe Anteil an essenziellen Aminosäuren. Tierisches Eiweiß ist schneller verfügbar als pflanzliches. Gleichzeitig belastet es aber den Körper mit zu viel Fett, Cholesterin, Purinen, Pestizidrückständen und Hormonen.

Fische haben besonders wertvolles Eiweiß. 200 Gramm decken den halben Eiweißbedarf eines erwachsenen Menschen. Sie versorgen den Menschen außerdem mit Jod und Vitamin A+D und sind besonders reich an Kalium und Phosphaten (Aufbau). Fische können allerdings auch Quecksilber enthalten, wobei Hochseefische weniger belastet sind.

Heutzutage wird Eiweiß als Nahrungsbestandteil durch Werbung sehr stark in den Vordergrund bestellt. Aber auch Milch und Milchprodukte müssen im Körper verarbeitet und umgebaut werden, wofür wertvolle Mineralstoffe (Betriebsstoffe) zur Verfügung stehen müssen. Das gleiche gilt für Fleischprodukte.

Bedeutung der Schüßler-Salze im Eiweißstoffwechsel

Der Umbau erfolgt in sehr komplexen chemischen Vorgängen, doch ist er, soweit wir es von der Biochemie nach Dr. Schüßler beobachten können, ohne Beteiligung des Calcium phosphoricum, Nummer 2, nicht möglich.

INFO

Nur Pflanzen sind in der Lage, von sich aus Proteine aufzubauen.

Ursachen, Hintergründe für das Zunehmen

Wird dem Körper zu viel Eiweiß angeboten, entsteht ein Engpass an dazugehörenden Betriebsstoffen. Er muss dann Ersatzmechanismen aufbauen. Eiweißstoffe beziehungsweise Eiweißflocken, die er nicht mehr abbauen kann, werden im Körper angelagert. Es kommt zur so genannten Eiweißdickleibigkeit. Das überschüssige Eiweiß, das der Körper nicht mehr zur Gewinnung des körpereigenen Proteins benötigt, wird in der Leber zu Glukose und bei allzu viel Eiweiß zu Fett umgebaut. Je mehr der Mensch die so genannten gesunden Eiweißstoffe in sich hineinstopft, umso intensiver muss der Ersatzmechanismus arbeiten.

Die Eiweißschaukel

> Wenn kein Eiweiß zugeführt wird, verlangt der aufgebaute Apparat nach dem gewohnten Eiweiß. Es kommt zur regelrechten Eigendynamik. Es entsteht eine Schaukel, die den Verzehr von Eiweiß ungemein steigert. Solange dieser Mechanismus nicht durchbrochen wird, bleibt das starke Verlangen bestehen.

Leber und Niere sind die Hauptorgane für den Proteinstoffwechsel. Es kommt zu Proteinsynthese, Aminosäurenabbau und Harnstoffsynthese. Die Endprodukte werden hauptsächlich über den Harn ausgeschieden. Bei diesem Abbau wird Ammoniak frei, das zu Harnstoff umgebaut werden muss, um wiederum über die Niere ausgeschieden werden zu können. Das Fleisch enthält auch Purine, die den Stoffwechsel belasten.

Purinstoffwechsel und Harnsäurebelastung

Purine sind Bestandteile der Nukleinsäure. Adenin und Guanin, die körpereigenen Purinkörper, werden aus kleinen Bruchstücken aufgebaut, aber auch aus purinhaltigen Nahrungsbestandteilen aufgenommen. Im Stoffwechsel werden sie zur Harnsäure abgebaut. Die Harnsäure wird vor allem durch die Niere (70 bis 90 Prozent), der Rest durch den Verdauungstrakt ausgeschieden. Purinstoffreiche Nahrung wie Rindfleisch, aber auch Kaffee stellt für den Organismus eine Herausforderung dar, weil auf Dauer eine hohe Harnsäurebelastung entsteht, welche den Haushalt an Natrium phosphoricum – Nummer 9 – stark in Anspruch nimmt.

Übergewicht als Folge von Stoffwechselblockaden

Stoffwechselblockade: Fett

Pro Tag sollte man nicht mehr als 30 Prozent der benötigten Gesamtenergie in Form von Fett aufnehmen, dabei sollten 10 Prozent des täglichen Bedarfs mit essenziellen Fettsäuren gedeckt werden.

Besonders zu achten ist auf die so genannten versteckten Fette, vornehmlich beim Fleischkonsum. Diese sind reich an gesättigten Fettsäuren und Cholesterin. Bei einem täglichen Bedarf an 10 000 Kilojoule sollten sie generell nicht mehr als 77 Gramm Fett aufnehmen.

Die Energie der Ernährung wird in Joule gemessen. 1 Joule ist die Energiemenge, die benötigt wird, um 100 Gramm mit der Kraft von 1 Newton um 1 Meter in die Höhe zu heben. Joule ist daher ein Maß für den Energieverbrauch. Für einen 25-jährigen Erwachsenen nimmt man einen Grundumsatz von 100 Kilojoule pro Tag und Kilogramm Körpergewicht an.

Wie Sie aus der kurzen Übersicht von Seite 29 wissen, ist der Mineralstoff Natrium phosphoricum, Nummer 9, für drei Bereiche zuständig: für die Regulierung des Säurehaushaltes, des Fettstoffwechsels und des Zuckerabbaus.

Für den Organismus ist es wesentlich leichter, Kohlenhydrate umzuwandeln und dabei die in ihnen enthaltene Energie (aus der Photosynthese der Pflanzen stammende Sonnenenergie) zu entnehmen und zu verwerten, als dies bei den Fettstoffen möglich ist. Diese müssen, damit der Organismus auch aus ihnen die gespeicherte Energie für sich nutzbar machen kann, vorerst aufgespalten werden. Diese Stufe in der Verarbeitung von Fetten wird Verseifungsprozess genannt, für den vorwiegend die Galle zuständig ist und wiederum der Mineralstoff Natrium phosphoricum benötigt wird.

> **TIPP**
> Der tägliche Fettbedarf beträgt rund 20 bis 30 Gramm Butter. Vermeiden Sie möglichst fettreiche Nahrungsmittel.

Bedeutung der Schüßler-Salze im Fettstoffwechsel

Steigt der Säurespiegel im Körper an, ist es dem Organismus aufgrund des dabei entstehenden Natrium-phosphoricum-Mangels nicht mehr möglich, für die Fettverarbeitung den benötigten Mineralstoff zur Verfügung zu stellen. Es entsteht ein Überschuss an Fetten, der sich verschieden auswirken kann.

Ursachen, Hintergründe für das Zunehmen

INFO

Wertvolle Fette haben einen hohen Anteil an Linolsäure.

Der Organismus versucht, das Fett auszuscheiden, mit dem er aufgrund des Natrium-phosphoricum-Mangels nicht mehr zurechtkommt. Da er immer in großer Weisheit handelt, wird vorerst das minderwertige Fett abgestoßen. Das Abstoßen von Fett zeigt sich an fetten Hautstellen vor allem im Gesicht, an schnell fettenden Haaren und in verstopften Talgdrüsen in der Haut, den Mitessern oder Pickeln. Mitesser sind zu unterscheiden vom Hautgrieß, der Ablagerungen von Faserstoff enthält und sich nicht ausdrücken lässt.

Da der Organismus zuerst das minderwertige Fett, also Talg abstößt, besteht die große Gefahr, dass sich dabei auf der Haut die Öffnungen der Drüsen verstopfen. Durch diese Belastung entzündet sich die Drüse und bekommt einen roten Hof. In Zeiten besonderer Belastungen und Spannungen, durch die besonders viel Säure entsteht, wie in der Pubertät, sind solche Pickel geradezu kennzeichnend. In schweren Fällen führt dieses Problem zur Akne, einer Erkrankung des Talgdrüsenapparates. In den beschriebenen Formenkreis gehört auch das chronische Auftreten von Abszessen, im Besonderen von Schweißdrüsenabszessen. Die durch die Entzündung der verstopften Drüsen entstandene Abwehrschwäche hat eindringenden Krankheitserregern Tür und Tor geöffnet. Der beim Abwehrkampf entstandene Eiter ist das Kennzeichen eines Abszesses.

Aus der Praxis

> Für manche Brillenträger ist es oft sehr lästig, wenn sich die inneren oberen Ecken der Gläser immer wieder mit Fett beschlagen. Der Fettbelag entsteht von neuem, sooft auch die Brille gesäubert wird. Er ist ein Zeichen für die Übersäuerung und den Mangel an Natrium phosphoricum, wodurch der Organismus gezwungen ist, Fett abzustoßen.
> Bei manchen Menschen sammelt sich das Fett an einem bestimmten Punkt im Körper als Fettgeschwulst, welche als Lipoma bezeichnet werden. Es sind dies langsam wachsende, meist kugelförmige Geschwülste, welche bevorzugt im Unterhautzellgewebe entstehen und gutartig sind.

Fettleibigkeit ist ein Zeichen für einen Mangel an Natrium phosphoricum und damit auch für eine Säurebelastung im Körper. Dabei wird das überschüssige Fett im ganzen Körper angelagert und kann nur schwer abgebaut werden. Viele Menschen plagen sich mit regelrechten

Hungerkuren, die wenig Erfolg bringen, wenn sie nicht über diese Zusammenhänge aufgeklärt werden.

Wenn der Mangel an Natrium phosphoricum schon lange andauert und vom Fett bereits viel ausgeschieden wurde, entsteht im Körper ein Fettmangel, obwohl die Dickleibigkeit nicht zurückgeht. Der Fettmangel zeigt sich an der Körperoberfläche in spröden, „trockenen" (fettarmen) Haaren und vor allem in einer „trockenen" Haut, die spannt. Menschen, die davon betroffen sind (das sind auch korpulente), wollen ihrer Haut immer eine fettende Creme zuführen, da für sie die Spannung sehr unangenehm ist, ja sogar unerträglich werden kann.

Stoffwechselblockade: Schadstoffe

Bevor auf die nächste Gruppe von Störungen im Stoffwechsel eingegangen werden kann, bedarf es einer konsequenten Begriffsklärung. Nicht umsonst ist der Begriff „Schlacken", die sich im menschlichen Körper befinden, sehr umstritten. Er wird verschieden verwendet.

So verstehen die einen darunter ausschließlich die Säuren, die im Ablauf des Stoffwechselgeschehens entstehen, die neutralisiert und ausgeschieden werden müssen. Dann gibt es auch jene Stoffe, die nach dem Umbau der Säuren als Salze vorliegen und mit denen der Körper zurechtkommen muss. Es gibt aber auch Stoffe, die als belastende, für den Stoffwechsel nicht notwendige Verbindungen im Zuge der Nahrungsaufnahme in den Körper gelangen und bei der Energiegewinnung aus der Nahrung („Verbrennung") als belastende und auszuscheidende Restbestände übrig bleiben. Dann gibt es noch alle jene Chemikalien, die in der Nahrungsmittel- und pharmazeutischen Industrie eingesetzt werden und die der Körper ebenfalls erst einmal „verdauen" muss.

> **INFO**
>
> Wenn im Körper Schlacken entstehen, ist das Gleichgewicht zwischen Aufnahme und Ausscheidung gestört.

Stoffwechselblockade: Schlacken

Um die Entstehung von Schlacken zu verstehen, ist es notwendig, vorerst den Stoffwechsel im Körper zu betrachten.

Das Gleichgewicht zwischen den aufgenommenen Nahrungsmitteln und den ausgeschiedenen Stoffen wurde vor allem durch den in-

Ursachen, Hintergründe für das Zunehmen

dustriellen Eingriff in die Nahrungsmittelproduktion gestört: durch Denaturierung und Isolierung von Nahrungsmitteln, die kein körperökologisches Gleichgewicht mehr haben. Sie liefern dem Organismus im Zuge der Wärme- und Energiegewinnung nicht mehr nur jene Betriebsstoffe, die er für den rückstandfreien Abbau der aufgenommenen Nahrungsmittel benötigen würde (siehe „Dick machende Nahrungsmittelindustrie", Seite 14).

Es gibt allerdings durchaus auch „natürliche" Schlacken, einfach Stoffe, die in den Nahrungsmitteln enthalten sind (zum Beispiel Zellulose) und die der Körper nicht verarbeitet, sondern über Stuhl und Harn wieder ausscheidet. Verdauung ist also auch Schlackenabbau, wie die Atmung und die Transpiration (Schwitzen). Ist der Stoffwechsel nur mit naturgemäßen Stoffen konfrontiert, so kann der Schlackenabbau rückstandfrei erfolgen.

Im weitesten Sinne könnte auch bei dem üblicherweise sehr hohen Rückstand an Harnsäure und anderen Säuren im Stoffwechselprozess von Schlacke gesprochen werden. Doch die Harnsäure ist ein natürlicher Rückstand des Eiweißstoffwechsels. Der ungesunde, belastende Rückstand an Harnsäure entsteht nur durch den übertriebenen Genuss von Nahrungsmitteln mit hohem Eiweißgehalt.

Belastungen durch chemische Produkte

Dabei handelt es sich um Abgase mit allen ihren chemischen Stoffen, die wir einatmen, oder um Zusatzstoffe, die die Industrie unserer Nahrung als Farb-, Konservierungs- und Schönungsmittel beifügt und die sogar in Arzneimitteln als tolerierte Mindermengen enthalten sind; Verbrennungsstoffe, welche beim Rösten des Kaffees entstehen, um Gifte, die jeder auch als passiver Raucher einatmet, um chemische Stoffe, die durch Medikamente eingenommen werden, und vor allem um Belastungsstoffe, die infolge der Umweltverschmutzung in unseren Nahrungsmitteln enthalten sind, so etwa beispielsweise Pestizide oder Schwermetalle.

Auch Vegetarier haben Belastungen zu ertragen, weil es vor allem in den Hüllen der Getreidekörner zu einer Anhäufung von Schwermetallen kommt, wie Wissenschaftler festgestellt haben. Die Verdichtung dieser Vergiftung über die Nahrungskette ist enorm. Wenn man be-

INFO

Der menschliche Organismus hat mit vielerlei Verunreinigungen zu kämpfen.

Übergewicht als Folge von Stoffwechselblockaden

denkt, dass ungefähr 15 Kilogramm Körner für 1 Kilogramm Hühnerfleisch aufgewendet werden! Das trifft alle, die vorwiegend Fleisch als Bestandteil ihrer Ernährung verzehren.

Beim Wärme gewinnenden Prozess der Oxidation sowie bei allen anderen Umwandlungsprozessen in der Zelle bleiben Rückstände, welche als Schlacken bezeichnet werden können. Die Leukozyten machen Bakterien unschädlich und können mit Fremdstoffen zurechtkommen. Die Bakterien werden unschädlich gemacht, indem zum Teil ihre Zellwände aufgelöst werden, wodurch auch tote Zellen im Körper bleiben, die ausgeschieden werden müssen. Durch hohe Temperaturen werden Zellen ebenfalls abgetötet.

Bedeutung der Schüßler-Salze bei der Entschlackung

Damit der Organismus mit diesen vielen verschlackenden Belastungen zurechtkommt, benötigt er das Natrium sulfuricum. In Zeiten, in denen es weniger zur Entschlackung kommt, weil er mit anderen wichtigen Lebensvorgängen beschäftigt ist, sammelt sich die Schlacke an. Das passiert im Winter ebenso wie im Sommer durch die dauernde Notwendigkeit, die Körpertemperatur auszugleichen sowie den erhöhten Stoffwechselumsatz zu leisten.

Geht die Anhäufung der Schlacken zu weit, „wird das Häferl zum Überlaufen gebracht", ist das in einem Gefühl von zerschlagenen, matten Gliedern zu spüren. Es ist dies das Vorzeichen eines grippalen Infekts, der im Grunde genommen ein Reinigungsprozess ist. Der Schüttelfrost, der den Vorgang begleitet, ist der Versuch des Organismus, auf dem Wege einer Verkrampfung der ableitenden Gefäße die überschüssige Schlackenflüssigkeit loszuwerden. Wenn es durch unverzügliche Einnahme von Natrium sulfuricum, eine Ruhephase und kurzfristigen Verzicht auf jede belastende Nahrung gelingt, die Verschlackung zu reduzieren, kann die Erkrankung abgewehrt werden.

Abbau von Schlackenflüssigkeit

Der abbauende Flüssigkeitshaushalt wird durch das Natrium sulfuricum besorgt. Überall, wo der Abbau von Flüssigkeit erfolgt, die mit Schadstoffen verknüpft ist, ist Natrium sulfuricum angebracht.

Hinweis

Schlacken sammeln sich ebenso im Winter wie im Sommer an, wenn es gilt, die Körpertemperatur auszugleichen.

Ursachen, Hintergründe für das Zunehmen

Wenn dem Körper der notwendige Mineralstoff nicht zur Verfügung steht, wird die Schlackenflüssigkeit im Körper verteilt, sie „versackt" regelrecht ins Gewebe. Es entstehen verschwollene Augen, geschwollene Hände, Finger, vor allem geschwollene Füße und Unterschenkel. Dieser Zustand wird als Hydrämie beschrieben.

Stoffwechselblockade: Säure

Es gibt mehrere Arten von Säure im Körper

— Harnsäure als Endprodukt des Purinstoffwechsels
— Milchsäure als Ergebnis von Muskeltätigkeit
— Kohlensäure in Blut und Lunge, verantwortlich für den Ausgleich des Säure-Basen-Haushaltes
— Salzsäure, zur Verdauung im Magensaft notwendig
— Essigsäure, ein Endprodukt von Gärungsvorgängen im Verdauungstrakt
— Fettsäuren, unter anderem zum Aufbau des Säuremantels der Haut; besonders fette Haut hat einen niedrigen pH-Wert, wodurch das Eindringen von Bakterien begünstigt wird. Diese Problematik ist auch bei einem erhöhten Cholesterinspiegel zu beachten.

Die Säureschaukel

> Wird der Körper mit viel Säure belastet, so baut der Organismus einen chemischen Mechanismus auf, mit dem er im Stande ist, diese Belastung auszugleichen. Je stärker die Belastung, umso stärker muss der Organismus arbeiten, damit er mit der anfallenden Säure irgendwie zurechtkommt. Wenn dann plötzlich durch Veränderungen in der Lebensweise und der Ernährung nur noch wenig Säure zugeführt wird, schreit der aufgebaute chemische Apparat nach mehr Säure. Das erklärt den Hang mancher Menschen zu sauren Früchten wie Grapefruit, oder zu „pikantem", säurebetontem Weißwein. Die dahinter liegende Schaukel muss abgebaut werden, denn der Satz „Sauer macht lustig" stimmt auf keinen Fall.

Wenn von Versäuerung die Rede ist, gibt es drei Möglichkeiten, sie zu betrachten und zu bewerten:

— Körperflüssigkeiten: Blut, Lymphe und Gewebsflüssigkeit, Speichel, Magensaft, Galle, Bauchspeichel, Darmsaft, Schweiß, Harn

Übergewicht als Folge von Stoffwechselblockaden

— Gewebe: Muskel, Knorpel, Sehnen
— Zellflüssigkeit, Zwischenzellflüssigkeit

Die Folgen der Übersäuerung im Körper lassen sich in vier Punkten zusammenfassen:

1. Entmineralisierung des Körpers: Probleme an den Haaren und Nägeln, Bindegewebsschwäche, Zahnkaries, Schädigung der Blutgefäßwandungen wie Krampfadern und Hämorrhoiden, offene Beine (weil sich der Organismus einen Ausgang bildet, um die belastenden Stoffe loszuwerden), Osteoporose, Altersknochenbrüche, Leistenbrüche, Bandscheibenschäden und so weiter.
2. Ablagerung von Stoffen, die normalerweise ausgeschieden werden: Alle Ablagerungsstoffe verbrauchen, damit sie überhaupt lagerfähig sind, zur chemischen Bindung viele wertvolle Betriebsstoffe. Rheuma, Arthritis, Gicht, alle Steinablagerungen (Galle, Niere); durch die dauernde Überforderung der Niere, weil sie die Harnsäure nicht so gut ausscheiden kann, entsteht eine Reduzierung der Filtrationsfähigkeit, wodurch die auszuscheidenden Belastungsstoffe im Körper abgelagert werden.
3. Dies ist ebenfalls der Ausgangspunkt verschiedener Krankheiten, weil bestimmte Organe besonders empfindlich auf die Verunreinigung reagieren. Auf sie wirken sich die in Lösung befindlichen Belastungsstoffe besonders stark aus. Außerdem leiden sie daran, dass die eigenen Abfallstoffe, welche durch den alltäglichen Betrieb produziert werden, nicht abtransportiert werden können. Zu den Folgen gehören Kreislaufstörungen, Schädigung des Seh- und Hörvermögens, Starkrankheiten, Arteriosklerose mit Endstation: Herzinfarkt und Schlaganfall.
4. Schwächung des Immunsystems: Es entsteht eine Anfälligkeit gegenüber allen Infektionskrankheiten, angefangen von der simplen Erkältung bis zu schwersten Infektionen.

INFO
Die Gefäßwandungen leiden besonders unter einer chronischen Säureüberlastung des Blutes.

Stoffwechselblockade: Externe Stoffe

Weitere Stoffe, die den Körper belasten, kommen von der Nahrungsmittelindustrie und der pharmazeutischen Industrie. Dabei handelt es

Ursachen, Hintergründe für das Zunehmen

sich um Farb-, Zusatz-, Hilfs- oder Konservierungsstoffe, um Weichmacher wie zum Beispiel beim Kaugummi, die selbstverständlich alle gesetzlich genehmigt sind. In der Medizin sind es Stoffe, die einerseits unter Umständen lebensrettend sind, aber auf der anderen Seite den Organismus schwer belasten, unter anderem das häufig eingesetzte Cortison, Chemotherapeutika, Psychopharmaka, Hormone und Antibiotika. Letztlich muss jede Arznei vom Körper metabolisiert (umgebaut) werden.

Immer wieder berichten Menschen, die solche schweren Medikamente einnehmen mussten, dass sie auf einmal 5, 10 oder gar mehr Kilogramm zugenommen haben. Zu beobachten ist aber, dass sie dann trotz größter Mühen nicht wieder abnehmen können.

Notmaßnahme des Körpers

> Durch die Belastung des Körpers mit Stoffen, die er nicht kennt und die er nicht abbauen kann, ist dieser zu einer Notmaßnahme gezwungen. Er beginnt diese Stoffe in Gewebe einzulagern. Das bestehende Gewebe ist aber meist schon sehr belastet, was bei kranken Menschen nachvollziehbar ist, so dass der Organismus gezwungen ist, neues Gewebe aufzubauen.

Das muss er auch bei Stoffen, die er nach und nach wieder abbauen kann. Diesen Zusammenhang kann man am besten nach der Anwendung von Cortison beobachten.

Vergiftete Umwelt

Auch die Umweltvergiftung belastet unseren Körper zunehmend. Es handelt sich dabei um die Verbrennungsstoffe aus dem Verkehr, um Spritzmittel im Agrarbereich, um Lösungsmittel und Farbstoffe in der Möbelindustrie, im Maler- wie auch im Fliesenlegergewerbe, um die Verbrennungsstoffe der Zigaretten, um die Röststoffe des Kaffees und die belastenden Stoffe, die sich beim Räuchern im Fleisch einnisten. Nicht zu vergessen jene Stoffe, die in der Bekleidungsindustrie sowie der angeschlossenen chemischen Reinigung verwendet werden. Aber auch in den Haushalten gibt es genug Belastung für den Körper mit diesen Stoffen durch entsprechende Waschmittel und Weichmacher.

Übergewicht als Folge von Stoffwechselblockaden

Nikotinentzug – kein einfaches Vorhaben

Vielfach sagen Raucher, dass sie nicht aufhören wollen, denn dann würden sie sofort so viel zunehmen. Es liegt dabei folgender Vorgang zugrunde:

Durch das Rauchen muss der Organismus seine Stoffwechseltätigkeit auf diese ständige Belastung einstellen. Je mehr geraucht wird, um so intensiver muss dieser chemische Apparat arbeiten – wenn dann einmal nicht geraucht wird, „schreit" dieser aufgebaute chemische Apparat nach seiner „Aufgabe". Damit wäre die „Nikotinschaukel" erklärt, aber auch die Sucht.

Wenn es dann ein Raucher schafft aufzuhören, müssen alle im Körper „angesammelten" Stoffe entsorgt werden. Da meistens keine begleitende ausscheidende Entlastung des Körpers vorgenommen wird, müssen diese Stoffe in neu zu bildendes Gewebe eingelagert werden. Das ist deshalb notwendig, weil dann diese Stoffe das aktuelle Stoffwechselgeschehen nicht mehr direkt belasten. Der Körper ist immer bemüht, seine Flüssigkeiten, die ihn durchströmen, möglichst zu reinigen. Wenn er Stoffe über seine beiden hauptsächlichen Ausscheidungsorgane, die Niere und die Leber, nicht abbauen kann, muss er sie, wie oben schon beschrieben, in neu zu bildendes Gewebe einbauen. Das führt dann zu der so abschreckenden Gewichtszunahme, welche eigentlich nicht sein müsste.

Fremdstoffe und Abnehmen

Viele Fremdstoffe, denen der heutige Mensch ausgesetzt ist, haben letzten Endes dieselbe Wirkung. Dem menschlichen Körper fehlen die Abbaustoffe, vor allem auch Metabolisierungsmechanismen, in jenem Ausmaß, in dem er diesen Stoffen ausgesetzt ist. Und solange dies der Fall ist, ist er gezwungen, Gewebe aufzubauen, um diese Fremdstoffe aus dem Stoffwechsel herauszubekommen. Dieser Zusammenhang verweist uns direkt auf die oft vergeblichen Versuche abzunehmen.

Vergebliche Versuche abzunehmen

Immer wieder begegnen uns Menschen, die über ihre Versuche abzunehmen erzählen. Häufig haben sie schon resigniert. Sie glauben nicht mehr daran, dass es für sie eine Hilfe gibt. Wenn sie aber beginnen, die

Ursachen, Hintergründe für das Zunehmen

Zusammenhänge allmählich zu durchschauen, beginnen sie wieder Mut zu schöpfen und wollen sich doch noch einmal zu einem Anlauf aufraffen.

Fast alle haben nämlich erlebt, dass sie bei ihren Bemühungen, ganz gleich nach welcher Methode, anfänglich gute Erfolge hatten und das Gewicht sich zusehends verringerte. Was sie aber nicht wussten, war, dass in dem Maße, in dem sie abnahmen, die Konzentration der Schadstoffe in den Körperflüssigkeiten zunahm.

Es ist dem Organismus aber nur möglich, die Schadstoffmenge in den Flüssigkeiten bis zu einer gewissen Konzentration zuzulassen. Dann geht nichts mehr. Es haben Menschen berichtet, dass sie tage-, ja wochenlang fast nichts mehr gegessen und trotzdem nichts mehr abgenommen hätten. Langsam schleicht sich dabei ein Ermüdungseffekt ein, die Konsequenz lässt nach, man beginnt wieder zu essen. Dann setzt aber eine regelrechte Sucht nach dem Essen ein. Das ist dann jener Zeitpunkt, in dem der Körper die in Lösung gehaltenen Schadstoffe wieder in die Substanz einbaut – und die wird ihm durch das Essen zugeführt.

Der Yo-Yo-Effekt

Der Yo-Yo-Effekt kann durch entsprechende Maßnahmen vermieden werden, so dass man tatsächlich zum Erfolg kommen kann. Aber nicht ohne innere Konsequenz und dementsprechende Einstellung.

Hinweis

Durch die wachsende Menge von Giftstoffen in Umwelt und Nahrung droht den Menschen nach Ansicht von Experten der „Öko-Kollaps". Darauf hat die Deutsche Gesellschaft für Umwelt und Humantoxikologie (DGUHT) hingewiesen. Jeder vierte Deutsche hat den Angaben zufolge ein angegriffenes Immunsystem und leidet unter Allergien. Die wachsende Zahl von Erkrankungen sei Ausdruck einer stetig steigenden Ansammlung von Schadstoffen im Körper.

INFO

Hauptsächlich geschädigt durch Giftstoffe sind Immun- und Nervensystem sowie der Hormonhaushalt. Zum „Öko-Kollaps" genügt bei einer Vorschädigung bereits eine geringe Dosis an Chemikalien, Rauch oder Duftstoffen.

Wissenschafter sprechen in diesem Zusammenhang vom MCS-Syndrom. MCS steht für Multiple Chemical Sensitivity, der Überempfindlichkeit auf mehrere chemische Stoffe, und ist nach Darstellung der DGUHT eine zunehmend häufige Reaktion auf die allgegenwärtigen giftigen Chemikalien in Luft, Wasser und Nahrungsmitteln.

Folgen der Stoffwechselblockaden

Folgen der Stoffwechselblockaden

Grundsätzlich kann zusammenfassend festgestellt werden, dass eine Überlastung des Stoffwechsels meistens zu einer Gewichtszunahme führt. Hinzu kommt die ständig zunehmende Bewegungsarmut. Schwerwiegender sind die dabei auftretenden Allergien, die Hautprobleme und direkte Erkrankungen einzelner Organe oder des gesamten Körpers.

Das Leben wird enger

Unter dem Einfluss von einseitigen Belastungen des Körpers und der gleichzeitigen Ausbeutung der Mineralstoffspeicher kommt es zur Einschränkung des Lebens.

Leistungsfähigkeit lässt nach

Damit der Körper zu Leistungen fähig ist, benötigt er die entsprechenden Betriebsstoffe beziehungsweise Treibstoffe. Der entscheidende Betriebsstoff für Leistung überhaupt ist das Kalium phosphoricum – Nummer 5. Wird der Speicher ausgeschöpft, sinkt die Leistungsfähigkeit, ganz gleich, ob es sich um Denkleistungen oder Leistungen der Muskulatur handelt. Die Erschöpfung kann so weit führen, dass kaum noch etwas gegessen werden kann, weil die Energie zur Verdauung fehlt. Oder der Mensch wird von einer Übelkeit geplagt, die vorübergehend, aber auch dauernd sein kann.

Bei der Abnahme des Speichers an Calcium phosphoricum – Nummer 2 – als zweites Beispiel werden die Muskeln nicht mehr ausreichend versorgt. Es stellen sich in der Folge Muskelkrämpfe ein, und an Wanderungen oder Spaziergänge ist dann kaum noch zu denken.

Bewegungsfähigkeit eingeschränkt

Unter dem Eindruck des zunehmenden Mangels an Betriebsstoffen, aber auch Baustoffen können nicht mehr alle abgenutzten und überbeanspruchten Stellen in den Gelenken, Muskeln, Knochen oder wo immer ausreichend versorgt und regeneriert werden. Bei größeren Belastungen führt das in den entsprechenden Körperteilen zu Schmerzen.

Ursachen, Hintergründe für das Zunehmen

Damit der Mensch nicht mehr in die Bereiche kommt, die schmerzend sind, wird die Bewegungsfähigkeit eingeschränkt.

Aus der Praxis

> Der Kopf lässt sich dann nicht mehr so weit zurückbewegen, dass man über die Schulter blicken kann. Ein Muskel ist vielleicht überbeansprucht und zu sehr angespannt, so dass er bei der geringsten Belastung zu schmerzen beginnt. Wird dieser Muskel nicht versorgt, beginnt der Organismus die Bewegung so einzuschränken, dass keine mehr möglich ist, die an diese Belastung heranführt. Der solcherart Leidende wird dann den gesamten Oberkörper bewegen müssen, um zurückblicken zu können. Solche Einschränkungen sind nicht nur in der Halswirbelsäule möglich, sondern im gesamten Bereich des Rückgrates und überhaupt aller Gelenke. Das Rückgrat wird steif „wie ein Stock", und der Boden erscheint sehr weit entfernt, wenn es um das Aufheben irgendeines Gegenstandes geht. Die Arme sind dann nicht mehr frei beweglich und erreichen mit den Händen lange nicht mehr alle Bereiche des Rückens. Zur Fußpflege wird fremde Hilfe benötigt, denn die Zehen wurden im Laufe der Zeit unerreichbar.

Nahrungsvielfalt nimmt ab

Während der Zeit, in der die Speicher der Mineralstoffe immer mehr abnehmen, arrangiert sich der Mensch damit, dass er schon lange nicht mehr alles verträgt, was er früher gerne gegessen hat.

Allerdings besteht auch die Möglichkeit, dass er auf bestimmte Speisen nicht nur ablehnend reagiert, weil er sie schlecht verträgt, weil er sie schlecht verdauen kann, weil sie im Magen drücken. Nein, es ist auch möglich, dass der Organismus auf spezielle Speisen panisch im Sinne einer Allergie reagiert (siehe auch „Neigung zu Allergien").

Gewichtszunahme

Sie ist das zentrale Problem der gesamten Störungen im Stoffwechselgeschehen. Allerdings muss die Gewichtszunahme differenziert betrachtet werden. Erst eine genaue Unterscheidung macht die Auswahl für die entsprechenden angemessenen Entscheidungen frei.

Folgen der Stoffwechselblockaden

Fett – schwabbeliges Fleisch

Die durch Fett verursachte Dickleibigkeit ist meistens von Fettbacken begleitet, unter Umständen auch von einem Doppelkinn. Das Fett bildet eine mehr oder weniger dicke Einlagerung direkt unter der Haut, das so genannte Bindehautfett. Sie wird häufig abgesaugt, was aber nur die Folge einer Stoffwechselstörung behebt und nicht deren Ursache. Auch die Organe sind von einem lebensnotwendigen Fettmantel umgeben, der sie schützt. Bei einer Zunahme des überschüssigen Fettes kommt es auch hier zur Fetteinlagerung. Man spricht dann zum Beispiel von einer Herzverfettung oder einer Fettleber.

Eiweiß – festes Fleisch

Wenn dem Körper mehr Eiweiß zugeführt wird, als er verarbeiten kann, dann beginnt er es im Körper anzulagern. Besteht dazu noch zusätzlich ein Mangel an Calcium phosphoricum (Nummer 2), dann wird der Prozess noch beschleunigt, denn es ist dem Organismus noch weniger möglich, das zugeführte Eiweiß in körpereigenes umzubauen. Meistens ist der gesamte Prozess von einer Übersäuerung des Körpers begleitet. Dieser bewirkt, dass „säuregetränkte" Eiweißflocken in das Gewebe eingelagert werden. Das wird dann landläufig als „Orangenhaut" bezeichnet.

> **INFO**
> Menschen, die durch einen Eiweißüberschuss an Dickleibigkeit leiden, haben ein eher festes Fleisch.

Schadstoffe – wässeriges Fleisch

Menschen können durch Schadstoffe förmlich auseinander gehen. Die Schadstoffe werden vom Körper mangels Betriebsstoffen nicht umgebaut und ausgeschieden. Sie werden in Lösung gehalten, und zugleich wird versucht, sie in Zellen einzuschleusen, damit sie aus dem Stoffwechsel entfernt werden und der Betrieb des Körpers nicht allzu sehr beeinträchtigt ist.

Die „Schadstofflösung" verwässert das Gewebe, sie versackt ins Gewebe, vor allem unter die Oberhaut, und verwässert unter Umständen sogar das Blut. Der Körper ist dann mit diesen Problemflüssigkeiten prall gefüllt, wodurch eine hohe Spannung an der Oberfläche entsteht. Er hat dann mehr eine schwingende Bewegung, die ganz anders geartet ist als bei Dickleibigkeit durch Fett.

Neigung zu Allergien

Immer wieder muss man darauf hinweisen, dass der menschliche Körper mit Schadstoffen belastet wird. Ja, er kommt sogar mit einer ziemlichen Belastung an diesen Stoffen zur Welt, was besonders durch Prof. Walter Langreder erforscht wurde. Er schreibt, es reiche, „wenn die Zwischenzellräume und Lymphgefäße auch nur eines einzigen Gewebsgebietes prall mit Schadstoffen gefüllt sind, dass es zu Allergien kommt. Die Überbürdung mit Schadstoffen ist die spezifische Ursache jeder Allergie und nicht das so genannte Allergen."

Wie schon beschrieben, fehlen, wenn es zu Anhäufungen von Schadstoffen im Körper kommt, bereits Betriebsstoffe in einem bedrohlichen Ausmaß. Der Organismus ist nicht mehr in der Lage, für den Abbau der Schadstoffe noch vorhandene Betriebsstoffe bereitzustellen. Die Versorgung der lebenswichtigen Organe und Gewebe wäre nämlich dann gefährdet.

Wird aber der Körper trotzdem mit Stoffen belastet, von denen manche Teile der Gewebe des Körpers übervoll sind, muss er, damit der Betrieb des Körpers weiterhin gewährleistet werden kann, zu Notmaßnahmen greifen. Er baut jene Gewebe ab, in denen die entsprechenden Betriebsstoffe enthalten sind. Die Speicher sind ja schon erschöpft.

Bedeutung der Schüßler-Salze bei Allergien

Damit das Natrium chloratum (Nummer 8) zur Entgiftung bereitsteht, wird es aus der Nasenschleimhaut abgebaut; die Nase rinnt oder geht komplett zu. Eine Atmung über die Nase ist dann nicht mehr möglich. Aus den Bronchien wird das Kalium chloratum abgebaut, wodurch sich diese verkrampfen, unter Umständen sogar entzünden. Ist der Eisenspeicher erschöpft, muss der Organismus die Temperatur leicht erhöhen, um die extreme Stoffwechselarbeit zu leisten, die dann gefordert ist. Wird für die Einlagerung der belastenden Stoffe sehr viel Kalium sulfuricum (Nummer 6) verbraucht, führt das zu Atemnot oder gar zu allergischem Asthma. Begleitet wird die Allergie, die hier als extreme Not des Körpers zu erklären ist, durch eine Anschwellung der Füße, Finger und Hände, vielleicht sogar der Unterschenkel, was wie-

Folgen der Stoffwechselblockaden

derum auf einen Mangel an Natrium sulfuricum (Nummer 10) hinweist.

Da die meisten Allergien zumindest mit Eiweißsubstanzen in Zusammenhang stehen (Pollen meistens im Frühjahr, Ausdünstungen von Tieren), ist auch verständlich, warum jedem Allergiker empfohlen wird, tierisches Eiweiß wenigstens vorübergehend zu meiden. Damit wird der Eiweißstoffwechsel entlastet, und Calcium phosphoricum (Nummer 2) und Kalium chloratum (Nummer 4), welche beide für den Eiweißstoffwechsel von entscheidender Bedeutung sind, stehen für die drängenden Probleme zur Verfügung.

Allergien – die große Not des Körpers

Jede Allergie zeigt im Grunde genommen eine große Not des Körpers an Betriebsstoffen an. Er ist dann zu panischen Reaktionen (allergischen) gezwungen.

Häufig sehen die mit Allergien belasteten Menschen keinen anderen Ausweg, als den Belastungen, soweit sie bekannt sind, auszuweichen. Besser wäre natürlich, sofern die Informationen vorliegen, die Betriebsstoffspeicher aufzufüllen, damit sich die Allergien und panischen Abwehrreaktionen verlieren.

Hautkrankheiten als Zeichen des Mineralstoffmangels

Die Haut ist ein außerordentlich wichtiges Ausscheidungsorgan für den menschlichen Körper. Viele Schadstoffe leitet der Körper über die Haut aus, um sich zu reinigen (siehe Teil 3, „Basisches Mineralstoffbad", Seite 81). Dabei können Hautkrankheiten entstehen.

Eine konsequente Reinigung des Körperstoffwechsels hilft vielen an chronischen Hautproblemen erkrankten Menschen, diese Krankheiten zu lindern, wenn nicht gar zum Verschwinden zu bringen. Wertvolle Hilfe leisten dabei die Mineralstoffe nach Dr. Schüßler.

Ein Phänomen, das sich auch in dem angeführten Problemkreis bewegt, ist der Juckreiz nach dem Duschen oder einem Bad. Durch die Wärmeeinwirkung des Wassers werden die unter die Oberhaut eingesackten Schlacken mobilisiert, sie kommen in Bewegung und werden

INFO

Chronische Belastungen zeigen sich oft in schweren, lang dauernden Hautkrankheiten, wie zum Beispiel der Neurodermitis oder Psoriasis.

zum Teil über die Haut ausgeschieden. Es entsteht ein Juckreiz, der über eine gewisse Zeit anhält. Kein noch so gutes Duschbad kann diesem Juckreiz Einhalt gebieten. Es ist einfach notwendig, innerlich die Schadstoffe abzubauen, worauf wir noch ausführlich in den „7 Bausteinen für die Gesundheit" (Teil 3) eingehen werden.

Sonstige Krankheiten

Der Organismus verfügt über folgende Ausscheidungswege:

— Lymphe – Niere – Blase durch Harnausscheidung
— Leber – Dickdarm und deren Ausscheidungen im Stuhl
— Lunge (Ausatmen)
— Haut über Transpiration (Schwitzen)

Weitere „Notausgänge" schafft sich der Körper durch Husten, Niesen, Schnupfen, Fieber und übermäßigen Schweiß. Die Allergie ist letztlich ebenfalls ein aktiver Versuch des Körpers, mit belastenden Schadstoffen zurechtzukommen.

Hinweis

Die Entlastung des Körpers von Schadstoffen ist die beste Gesundheitsprophylaxe.

Gelingt die Ausscheidung nicht, muss sich der Organismus den eindringenden belastenden Stoffen ergeben und danach trachten, sie durch Einlagerung in die Zellen aus dem Stoffwechsel herauszuholen. Der Körper gelangt damit in einen resignativ-passiven Zustand.

Professor Langreder schreibt diesbezüglich: „Die intrazelluläre (innerhalb der Zelle) Überbürdung mit Schadstoffen dagegen ist die spezifische Ursache jeglicher Sucht, gleichviel, ob auf dem Ess-, Trink-, Rauch-, Spritz- oder Sexualsektor."

Diese Formulierung lässt auch schon ansatzweise erkennen, worum es bei allen Bemühungen des Abnehmens unbedingt gehen muss, nämlich die Entlastung des Körpers von Schadstoffen.

Wenn in weiterer Folge die Schadstoffbelastung anhält, werden vorerst die Ausscheidungsorgane Niere und Leber schwer belastet, was aber dann in der Regel schwer wiegende Folgen für den gesamten Organismus hat. Unter anderem können dabei folgende Probleme auftauchen:

— Erste Zeichen für ein Resignieren des Körpers liegen bei Schwindel, Kältegefühl, Absterben von Gliedern vor. Schließlich gehen sie in

Kräfteverfall bei schlechtem Allgemeinzustand und verfallenem Aussehen über.
- Durch das geschwächte beziehungsweise geschädigte Immunsystem fängt der belastete Mensch jede Krankheit auf. Er hat kaum Widerstandskraft. Die Anfälligkeit für Krankheiten reicht von der simplen Erkältung bis zu schwersten Infektionen.
- Säuren müssen neutralisiert werden. Die Knochen werden angegriffen. Mögliche Folgen: Probleme an Haaren und Nägeln, Bindegewebsschwäche, Zahnkaries, Zahnverfall, Altersknochenbrüche, Leistenbrüche, Bandscheibenschäden, Osteoporose.
- Die auszuscheidenden Säuren werden in den Körper hineingepresst; Gicht und Rheuma sind die Folge, also chronische Erkrankungen des Bewegungsapparates.
- Die Adern werden angegriffen, wodurch sklerotisch verengte Adern entstehen. Kreislaufprobleme, vor allem Herzprobleme, folgen, aber auch Krampfadern, Hämorrhoiden und offene Beine.
- Die Ausscheidungsprobleme über Leber und Dickdarm führen zu Dickdarmentzündungen oder gar zu Morbus Crohn.
- Durch die mangelnde Ausscheidung leiden das Seh- und Hörvermögen.
- Die häufig entstehende Körperfülle belastet die Gelenke, wodurch meistens Gehhilfen bis hin zum Rollstuhl notwendig werden.
- Bei unsachgemäßer Durchführung von Fastenkuren ist es möglich, den Körper noch weiter zu schädigen, indem die Speicher des Körpers noch weiter gesenkt werden, weshalb diesem Problem ein eigener Punkt gewidmet wird.

INFO

Eine falsche Durchführung von Fastenkuren kann den Körper durch Senkung der Mineralstoffspeicher noch mehr schädigen.

Fastenkuren und ihre Auswirkungen auf den Mineralstoffhaushalt

Was liegt näher, als dass ein Mensch, der an Übergewicht leidet, es durch weniger Essen wieder in Ordnung bringen will. Aber dieser Versuch scheitert meist an der schon beschriebenen ernährungsbedingten Hypoglykämie, der leichten Unterzuckerung des Blutes durch übermäßige Zufuhr von Kohlenhydraten (siehe Seite 14). Sie führt zu ei-

Ursachen, Hintergründe für das Zunehmen

nem derartigen Hungergefühl, besonders nach Mehlspeisen und Süßigkeiten, dass nur wenige dieser ersten Hürde zum Abnehmen entrinnen.

Die Folge ist dann, dass überhaupt nichts mehr gegessen wird, denn dann verliert sich dieses extreme Hungergefühl allmählich. Der Körper kann Kohlenhydrate nicht länger als zwei Tage speichern. Es werden dann keine Kohlenhydrate mehr abgebaut. Der Insulinausstoß geht zurück und die Unterzuckerung des Blutes entfällt. Der Organismus muss nunmehr auf die Verbrennung von Fett übergehen.

Fasten – nur mit Schüßler-Salzen!
Allerdings ist so eine Fastenkur mit enormen Anstrengungen für den Organismus verbunden. Im Verdauungsbereich kommt es zu einer Überbeanspruchung der Drüsen, wodurch sehr viel Kalium chloratum (Nummer 4) verbraucht wird, was zu dem bekannten weißen Zungenbelag führt. Ein leichter Schwindel weist auf den hohen Bedarf an Ferrum phosphoricum (Nummer 3) hin, der durch die enorme Stoffwechselbeanspruchung auftritt. Schlechter Mundgeruch gehört nicht zu den notwendigen Begleitumständen einer Fastenkur, sondern zeigt den Mangel an Kalium phosphoricum (Nummer 5) an, dem Antiseptikum für die durch den Abbau von Gewebe frei werdenden Gifte. Ein Mangel an Natrium sulfuricum (Nummer 10) führt zu stinkenden Winden.

Insgesamt entsteht bei einem kompletten Verzicht auf Nahrungszufuhr im menschlichen Organismus verständlicherweise eine große unterschwellige Spannung, die im Speicher erhebliche Mängel an Magnesium phosphoricum (Nummer 7) entstehen lässt, was sich nach der Beendigung der Fastenkur in einem unstillbaren Hunger nach Schokolade auswirkt.

Das geschieht beim Fasten

> Beim Abbau von Körpergewebe werden nicht ausgeschiedene, in Zellen eingelagerte Schadstoffe frei, deren Konzentration im Stoffwechsel immer mehr ansteigt.

Werden dann nicht regelmäßig schadstoffentlastende Maßnahmen ergriffen, steigert sich die Konzentration der Schadstoffe, bis es zu unangenehmen Begleiterscheinungen von Fastenkuren wie Juckreiz, Kopfschmerzen oder Ähnlichem kommt.

Nach Beendigung der Fastenkur werden die Schadstoffe automatisch wieder in die Zellen eingelagert, wofür Gewebe erneut aufgebaut werden muss. Der Yo-Yo-Effekt ist wieder in vollem Gange.

Übertriebene Bedürfnisse

Es wird oft behauptet, dass der Organismus von selbst anzeigt, was er braucht. Man müsse nur seinem Gespür nachgehen.

Da wir aber verlernt haben, unser Gespür zu beachten, sind Hinweise auf den „wissenden" Körper („der Körper weiß, was ihm fehlt") nicht mehr zielführend. Ja, sie sind sogar eher gefährlich, wenn wir uns den Mechanismus der Säureschaukel oder eines Suchtverhaltens ansehen.

Hinter so manchem sehn-süchtigen Verhalten steckt nämlich oft ein Mineralstoffmangel, der entziffert werden müsste. Wir verstehen die Sprache des Körpers nicht mehr. Wenn er „wörtlich" verstanden wird und die Nahrungsmittel zugeführt werden, wonach „man sich sehnt", verschärft sich die Problematik, und die Not wird immer größer.

Das Missverhältnis zwischen den Mineralstoffen innerhalb und außerhalb der Zellen wird immer größer. Der Organismus schreit nach Mineralstoffen, die er in die Zellen einbauen kann, laut der Schüßler'schen Definition schreit er nach Funktionsmitteln. Wenn diese Signale nicht verstanden werden, bekommt der Organismus sehr oft die falschen Stoffe zur Verfügung gestellt, was die Not immer mehr verschärft.

Erst mit wachsendem Verständnis kann entsprechend auf den Bedarf geantwortet werden.

Das ist an vielen Menschen zu erleben. Werden die Mineralstoffe nach Dr. Schüßler längere Zeit eingenommen, werden auf einmal keine Süßigkeiten mehr gekauft, keine Schokolade mehr, oder doch nur ganz wenig und dann nur mehr für den Genuss. Das Salz ist auf einmal nicht mehr so notwendig, der Hunger nach Geräuchertem verliert sich und manches andere mehr.

> **INFO**
>
> Der Mangel an einzelnen Mineralstoffen führt zu ganz spezifischen, übersteigerten Bedürfnissen.

Ursachen, Hintergründe für das Zunehmen

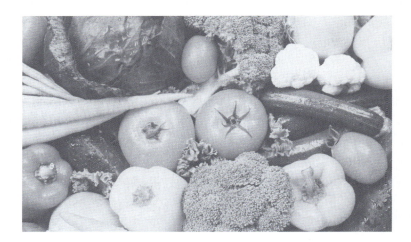

Der gesündeste Genuss ist der ohne Reue!

Verlangen nach oder Ablehnung von	Mineralstoff
Alkohol	Nr. 8 – Natrium chloratum
Bewegung	Nr. 2 – Calcium phosphoricum
Bitterem	Nr. 10 – Natrium sulfuricum
Essen – Heißhunger	Nr. 9 – Natrium phosphoricum
Essig	Nr. 2 – Calcium phosphoricum
Fett, Sahne	Nr. 9 – Natrium phosphoricum
Fisch	Nr. 2 – Calcium phosphoricum
Fleisch	Nr. 2 – Calcium phosphoricum
frischer Luft	Nr. 6 – Kalium sulfuricum
Geräuchertem – Speck	Nr. 2 – Calcium phosphoricum
Kaffee	Nr. 7 – Magnesium phosphoricum
Kakao, Schokolade	Nr. 7 – Magnesium phosphoricum
Kochsalz	Nr. 8 – Natrium chloratum
Mehlspeisen	Nr. 9 – Natrium phosphoricum
Milch	Nr. 2 – Calcium phosphoricum
stark gewürzten Speisen	Nr. 2 – Calcium phosphoricum
Nüssen	Nr. 5 – Kalium phosphoricum
Salzigem	Nr. 8 – Natrium chloratum
Saurem	Nr. 9 – Natrium phosphoricum
Süßigkeiten	Nr. 9 – Natrium phosphoricum

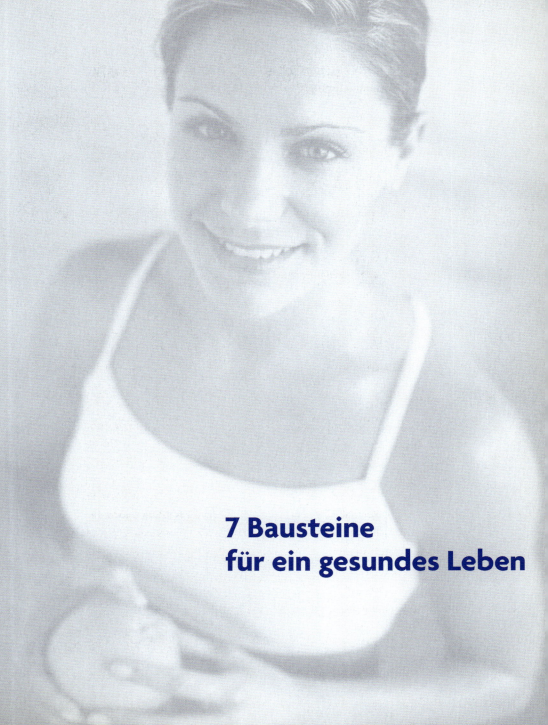

7 Bausteine für ein gesundes Leben

7 Bausteine für ein gesundes Leben

Abnehmen, aber wie?

Nach vielen vergeblichen Versuchen fragt man sich dann: „Ja, wie soll ich abnehmen? Ist es denn überhaupt möglich, dass ich mein Gewicht noch dauerhaft reduzieren kann, wenn ich doch dann immer wieder zunehme?"

Wenn der Körper beim Abnehmen auch Gewebe abgebaut hat, nützt es nichts, wenn sich der Schadstoffgehalt im Körper nicht verändert hat. Die Schadstoffanschwemmungen bauen nach der Beendigung der Fastenkur oder Diät die ihnen entsprechende Körperfülle wieder auf.

So geschieht es immer wieder, dass nach vielen Versuchen abzunehmen einfach resigniert wird. Die Betroffenen sprechen dann von der Versöhnung mit der eigenen Gestalt, davon, dass man sie anzunehmen hätte. Aber dagegen sollte protestiert werden. Wenn sich der innere Mensch gewandelt hat, wenn er sich entschieden auf eine neue Lebensgestalt eingestellt hat, wird er die notwendige Energie aufbringen, die Beharrung zu überwinden, die von den Schadstoffen ausgeht.

Diese Beharrung ist der Knackpunkt. Wenn er überwunden ist, geht es immer leichter. Es gibt nämlich ein Hungergefühl, das von diesen Schadstoffen ausgeht. Sie „hungern" danach, dass wieder Gewebe aufgebaut wird, wo sie eingelagert werden können. Dieses Hungergefühl wird immer schwächer, je mehr Schadstoffe aus den Zellen herausgearbeitet und ausgeschieden wurden. Nach Professor Langreder geht es dabei grundsätzlich um eine zellstimulierende Entschlackungstherapie.

Konkrete Maßnahmen zu einer dauerhaften Gewichtsreduktion

Es gehört neben einer gehörigen Portion Willen und innerer Überwindung auch eine gut gewählte Kombination geeigneter Maßnahmen auf der körperlichen Ebene dazu, um ans Ziel zu kommen. Das bedeutet, dass tatsächlich das persönliche Leben umgestellt wird.

Die vorausgegangene Lebensführung, die zur Dickleibigkeit geführt hat, muss geändert werden. Es ist einfach nicht möglich, nach

INFO

Durch die hohe Belastung mit Schadstoffen reagiert der Körper bei einer Diät nur langsam. Er zeigt eine gewisse Beharrungstendenz gegen das Abnehmen.

INFO

Der Vorsatz, sein Gewicht zu reduzieren, ist unabdingbar mit einer Änderung der Lebensführung verbunden. Daran führt kein Weg vorbei!

der Kur, die es ermöglicht hat, das Gewicht zu reduzieren, wieder so weiterzuleben oder auch zu essen wie vorher.

Unterstützung des Körpers beim Abbau des Gewichts

Wenn es um die Reduzierung von Gewicht geht, ist vorher festzulegen, welche Komponenten dabei berücksichtigt werden sollen. Wie schon beschrieben, kann es sich dabei um die Notwendigkeit des Abbaues von Fett, von Eiweiß oder Schadstoffen beziehungsweise eine Kombination von mehreren dieser Komponenten oder gar aller drei handeln. Dieser Aspekt kann durch eine klug gewählte Ernährung sehr gut unterstützt werden.

Unterstützung des Körpers beim Abbau von Schadstoffen

Der Abbau der Schadstoffe aus den Zellen und anschließend aus dem Körper muss durch entsprechende Zufuhr der jeweiligen Betriebsstoffen erfolgen. Dafür eignet sich eine Mischung mit Mineralstoffen nach Dr. Schüßler – ein Entschlackungspulver. Ein Stoffwechseltee verstärkt die Wirkung der getroffenen Maßnahmen. Darüber hinaus wird der Organismus durch die Anwendung eines basischen Mineralstoffbads bei der Ausscheidung der Schadstoffe unterstützt.

Baustein Nummer 1: Schüßler-Mineralstoffmischung der Adler-Pharma®

Eine Kombination von 7 Schüßler-Salzen, damit das Abnehmen gelingt

Die Mineralstoffmischung ist ein Entschlackungspulver, das aus Schüßler-Salzen zusammengestellt wurde, in einem ganz bestimmten Mischungsverhältnis, als Trituration (Verreibung).

Angewendet wird es vor allem von all jenen, die gerne abnehmen möchten, viele Diäten hinter sich haben und oft in dem bekannten Yo-Yo-Teufelskreis gefangen sind.

> **INFO**
> *Das Pulver kann eingenommen oder in Wasser aufgelöst und getrunken werden. Es ist als Verzehrprodukt angemeldet.*

7 Bausteine für ein gesundes Leben

TIPP

Alle, die unter Ekzemen leiden, können eine grundlegende Reinigung des Körpers bewirken, wenn sie die Schüßler-Mineralstoffmischung einnehmen.

An Schlackenwasser gebundene Schlacken können über die Leber metabolisiert (umgebaut) und über den Dickdarm ausgeschieden werden. Die bei diesem Vorgang frei werdende Flüssigkeit wird über die ableitenden Harnwege ausgeleitet. Die Mineralstoffmischung fördert auch die Durchlässigkeit des Bindegewebes, wodurch die mit Säure angereicherten Eiweißkonglomerate (Orangenhaut) besser abgebaut werden können. Eine massive Entsäuerung wird durch die Einnahme der Schüßler-Mineralstoffmischung eingeleitet. Alle diese Vorgänge bewirken im Organismus einen Reinigungsprozess und damit verbunden einen Gewichtsverlust.

Mögliche Reaktionen, die eine Reduzierung der empfohlenen Dosierung zur Folge haben sollten

— Starke Übersäuerung im Magen-Darm-Trakt
— Säureüberflutung
— rheumatische Beschwerden, die wieder akut werden
— vorübergehend angeschwollene Beine, Knöchel, Hände
— Ausscheidung der Schlacken über die Haut; dadurch kann es zu juckenden Ekzemen kommen

Begleitende Empfehlungen

Gleichzeitige Darmreinigung mit Bittersalz (Baustein Nummer IV) erhöht die Wirksamkeit des Mineralstoffpulvers ebenso wie das Baden in einem basischen Mineralstoffbad (Baustein Nummer II) und das Trinken eines guten Stoffwechseltees (Baustein Nummer V).

Einnahme

Das Pulver kann direkt in den Mund genommen werden, wobei man es dann langsam zergehen lässt. Dann allerdings geschieht das in kleinen Portionen, einer Messerspitze gleich, so dass man im Laufe des Tages auf die Menge von maximal drei Esslöffeln kommt.

Viele bevorzugen es, das Pulver aufzulösen. Dabei wird ein Esslöffel jeweils in einem Viertelliter Wasser aufgelöst und ganz langsam schluckweise eingenommen. Jeder Schluck sollte so lange wie möglich im Mund behalten werden, damit der Organismus genügend Zeit hat,

Baustein Nummer 1: Schüßler-Mineralstoffmischung der Adler-Pharma®

über die Mundschleimhäute die Mineralstoffe aufzunehmen. Diesen Vorgang wiederholen Sie dreimal: vormittags, nachmittags und abends. Damit ist wieder die Menge von drei Esslöffeln erreicht, die durchschnittlich für einen Erwachsenen notwendig ist.

Einnahmezeitraum

Die Schüßler-Mineralstoffmischung kann kurmäßig über mehrere Wochen eingenommen werden, wie zum Beispiel im Frühjahr oder begleitend während der ganzen Bemühungen zum Abnehmen und dann immer wieder. Wünschenswert wäre dann, dass es zu einer individuellen Erstellung eines Einnahmeplanes kommt.

> **TIPP**
>
> *Sollten Reaktionen auftreten, ist es ratsam, mit einer kleineren Anfangsdosierung zu beginnen, etwa dreimal einen Teelöffel am Tag.*

Folgende Mineralstoffe sind in der Schüßler-Mineralstoffmischung enthalten:

Im folgenden Text werden die einzelnen Mineralstoffe vor allem unter dem Blickwinkel ihrer Bedeutung für den Abbau des Gewichtes und der Ausscheidung von Schadstoffen erklärt.

Der Betriebsstoff für die Drüsen und zum Aufbau des Fasergewebes

Das Kalium chloratum (Nummer 4) ist ein bedeutender Betriebsstoff für die vielen Aufgaben der Drüsen im Körper. Indirekt steuern diese die Aufgaben der Verdauung, der Ausscheidung beziehungsweise die Entgiftung der Körperabfallstoffe. Auch bewirken die Drüsensekrete den Umbau vieler Stoffe und entlasten so den Organismus.

Der Chlorid-Anteil dieses Mineralstoffes ist sehr bindungsfreudig und reagiert schnell mit anderen chemischen Stoffen. Dadurch werden diese Stoffe für den Körper unschädlich. Die Ausscheidung besorgt dann das Natrium sulfuricum, die Nummer 10. Es ist für den Abtransport der Schlackenstoffe verantwortlich.

Eiweißsubstanzen einbauen

Der Organismus braucht für den Aufbau der Fasern des Bindegewebes ein einfach gebautes Eiweiß, das Kollagen. Aus der Sicht der Biochemie Dr. Schüßlers ist für die Bildung dieser Faserstoffe das Kalium chloratum als Funktionsmittel notwendig.

Das bedeutet, dass der Körper diese Eiweißsubstanzen nicht aufbauen kann, wenn er den dazugehörigen Betriebsstoff nicht zur Verfügung hat. Ein Mangel an diesem Mineralstoff wie auch ein Mangel an Calcium phosphoricum ist damit automatisch mit Problemen der Eiweißverarbeitung verknüpft, jeder Mineralstoff auf seine spezifische Weise.

Sind es die Drüsen?

> Nach dem biochemischen Verständnis ist es nicht die mangelnde Arbeit der Drüsen, die zur Dickleibigkeit führt. Der Mangel an Betriebsstoff führt zu Schwierigkeiten im Bereich der Eiweißstoffe, wodurch es zur Belastung kommt.

Es ist auch das umgekehrte Phänomen zu beobachten. Bei einem Kalium-chloratum-Mangel kann es auch zur Abmagerung kommen, weil die Einbaufähigkeit von Eiweiß vermindert ist. Sei es, dass zu wenig Eiweiß aufgenommen oder sogar ausgeschieden wird. Der Aufbau von Bindegewebe infolge Mineralstoffmangel ist dann nicht möglich.

Ein bei Fastenkuren oft beobachteter Effekt ist ein weißer Zungenbelag! Hier entsteht der Mangel an Kalium chloratum durch einen Umstellungsprozess der Verdauungsorgane, die ebenfalls aus Drüsen bestehen. Die Verdauungssäfte werden ja vorerst in dieser Vehemenz ausgeschieden, wie es bisher zur Bewältigung der Nahrung notwendig war. Wird gefastet oder die Ernährung umgestellt, muss sich der Verdauungsapparat erst darauf einstellen; vorerst wird „ins Leere produziert". Das verbraucht viel Kalium chloratum.

Der Betriebsstoff für die Energie

TIPP

Wenn beim Abnehmen ein Schwächegefühl auftritt, Müdigkeit oder Mutlosigkeit, hilft die Nummer 5 (Kalium phosphoricum) im Entschlackungspulver.

Wenn im Körper Ermüdungsgifte und Fäulnisgifte frei werden, werden sie durch Kalium phosphoricum (Nummer 5) gebunden. Auch durch die Atmung und über die Haut gelangen Gifte verschiedener Art, welche ein hohes Bestreben haben, eine chemische Verbindung einzugehen, in unseren Körper.

Kalium phosphoricum ist der Mineralstoff, der dem Organismus grundsätzlich hilft, gesundheitsgefährdenden Vorgängen mit erhöhter Widerstandskraft entgegenzutreten.

Baustein Nummer 1: Schüßler-Mineralstoffmischung der Adler-Pharma®

Als Bestandteil des Entschlackungspulvers soll die Nummer 5 einerseits den Körper stärken, Energie zuführen, damit die Ausscheidungsarbeiten erfolgen können. Andererseits, besonders wenn gleichzeitig gefastet wird, kann Kalium verhindern, dass eine geschwächte Immunsituation zur Erkrankung führt. Die Entschlackungskur und das Abnehmen sollten keinen geschwächten Organismus zur Folge haben, sondern die Vitalität und das Wohlbefinden steigern. Kalium kann dem Körper Energie zuführen, den Abbau von Stoffwechselschlacken beschleunigen und auch Arzneimittelbelastungen abbauen.

Für alle diese Vorgänge ist Kalium phosphoricum besonders gut geeignet. Es dient nicht nur als Antiseptikum gegen die Giftstoffe, sondern leistet auch Wiederaufbauarbeit und wird dringend in den Speichern benötigt, damit sich im Menschen Wohlbefinden einstellt.

Müdigkeit muss nicht sein

Während einer Entschlackungskur oder beim Abnehmen ist auch die Nervensubstanz sehr angegriffen, was besonders nach Kalium phosphoricum verlangt. Müdigkeit entsteht hauptsächlich durch eine Anhäufung von Abfall-, Gift- und Schlackenstoffen durch den alltäglichen Betrieb oder bei Fastenkuren und beim Abnehmen. Wird durch die Gabe von Kalium phosphoricum ein Teil dieser belastenden Stoffe entgiftet, d. h. in eine nicht belastende chemische Verbindung gebracht, fühlt man sich frischer. Es werden dadurch auch die Organe in ihrer Leistungskraft gestärkt, aber nicht unbedingt angekurbelt, wie es oft formuliert wird.

Reguliert den Blutdruck

Der Blutdruck wird durch Kalium phosphoricum nicht erhöht, sondern reguliert! Es verhilft dem Organismus zu dem Blutdruck, den der Mensch in der gegebenen Situation benötigt.

Der Betriebsstoff für die Reinigung der Zellen

Kalium sulfuricum (Nummer 6) hilft, alte Verunreinigungen, Schadstoffe, Krankheitsstoffe aus den Zellen herauszuholen. Daher ist es ein wesentlicher Bestandteil der Schüßler-Mineralstoffmischung der Adler-Pharma®.

7 Bausteine für ein gesundes Leben

Entlastung der Körperzellen

Die Belastungen entstanden im Verlauf vieler Krankheiten, durch Umweltbelastungen, Arzneimittelabbauprodukte und Ähnliches. Der Körper konnte diese Stoffe nicht mehr ausscheiden und musste sie ablagern. Dafür verwendet der Organismus die Zellen, in die er Schicht für Schicht diese Belastungsstoffe einlagert. Die Nummer 6 (Kalium sulfuricum) kann solche Eingelagerungen aus den Zellen holen.

> Kalium sulfuricum wird bei chronifizierten, alten Belastungen gegeben. Es dient vornehmlich einer Entlastung der Körperzellen, indem es deren Ausscheidungsfähigkeit möglich macht.

Mit der Ablagerung von belastenden Stoffen hat sich Professor Langreder ausgiebig beschäftigt. Die Gift- und Belastungsstoffe, die der Organismus nicht ausscheiden kann, werden Schicht für Schicht in der Zelle abgelagert, wobei natürlich die jeweils letzte Erkrankung die oberste Schicht in der Deponie bildet. Wenn die Zellen die Grenzen ihrer Aufnahmekapazität erreicht haben, muss der Organismus zu drastischen Maßnahmen wie panischen Reaktionen auf bestimmte Stoffe, wie Allergien und schwere Hautkrankheiten, unter Umständen auch Neurodermitis, greifen, um noch ein Mindestmaß an Entschlackung zu ermöglichen. Daher sind diese Reaktionen ein Hilfeschrei!

Empfehlenswert ist in diesem Zusammenhang auch das Trinken einer Schlacken ausscheidenden Teemischung, ein Stoffwechseltee (Baustein Nummer V).

Belastungen der Haut als Mangelzeichen

Chronische Belastungen, Verschlackungen zeigen sich sehr oft in chronischen Hauterkrankungen. Deshalb ist bei diesen Krankheiten primär immer an eine Reinigung des Körpers von belastenden Stoffen zu denken. Hier wird die Nummer 6 (Kalium sulfuricum) eingesetzt, und wenn dieser Mineralstoff ungenügend vorhanden ist, zeigt sich der Mangel in Form von schuppiger, klebriger Haut auf ockerfarbigem Untergrund, ein Zeichen vieler Hautkrankheiten, vor allem des Neurodermitis-Formenkreises und der Psoriasis.

Durch einen Mangel an diesem Mineralstoff können sich einerseits die Pigmente in der Oberhaut nicht einlagern, so dass die Haut nur

Baustein Nummer 1: Schüßler-Mineralstoffmischung der Adler-Pharma®

schwer bräunt. Die Pigmente können sich aber auch in einzelnen Punkten konzentrieren, so dass es zu braunen Flecken kommt. Diese Flecken, wie auch Muttermale und Warzen, sind Ablagerungsstätten für Stoffe, die der Organismus nicht ausscheiden kann.

Im Falle eines großen Bedarfs an Kalium sulfuricum handelt es sich meistens um ein Großreinemachen, wenn durch mangelnde Sauerstoffversorgung bis in die innersten Bereiche der Gewebe, das heißt bis in die Zellen, der notwendige Abbau von Schlacken nicht erfolgen konnte. Einerseits, wenn nach einer schweren Krankheit viele Abfallstoffe abzuräumen sind, andererseits, wenn durch eine bedenkenlose Vergiftung des Organismus mit Verbrennungsstoffen durch starkes Rauchen, durch intensives Kaffeetrinken oder durch den häufigen Genuss von Geräuchertem für den Abbau der belastenden Substanzen viel Kalium sulfuricum benötigt wird. Außerdem entsteht ein Kaliumsulfuricum-Mangel auch durch entsprechende charakterliche Strukturen.

INFO
Starke Kaffeetrinker haben oft bräunlich-gelbliche Flecken am Hals.

Die Bauchspeicheldrüse unterstützen

Ein weiterer Bereich ist die Bedeutung des Kalium sulfuricum für die Bauchspeicheldrüse. Es kann immer wieder festgestellt werden, dass bei Menschen mit einem größeren Mangel an Kalium sulfuricum, zum Beispiel bei Allergikern, Probleme bei der Verdauung bestehen. Sie klagen auch über ein Völlegefühl im Magen. Die Bauchspeicheldrüse liegt so nahe am Magen, beziehungsweise hinter dem Magen, dass die Lokalisierung der Schmerzen bezüglich eines bestimmten Organs in diesem Falle nur schwer möglich ist. Ein Mangel an Kalium sulfuricum hindert diese für das Leben des Menschen so entscheidende Drüse an der Produktion der wichtigen Verdauungsstoffe, was unter anderem das allseits bekannte Völlegefühl verursacht.

Der Betriebsstoff für den Wasser- und Wärmehaushalt sowie zum Aufbau der Schleimhäute

Flüssigkeitsprobleme entstehen, wenn es dem Organismus nicht möglich ist, den Flüssigkeitshaushalt zu regulieren, wofür Natrium chloratum (Nummer 8) zuständig ist. Es sorgt dafür, dass jenes Wasser im Körper, das durch Schlacken gebunden war und durch Verstoffwechs-

TIPP
Natrium chloratum ist unentbehrlich bei einer Reinigungskur, beim Entschlacken, beim Abnehmen.

lung mit Natrium sulfuricum frei wird, aus dem Körper über die Nieren ausgeschieden werden kann.

Produktion von Magenschleimhaut

Ein Mangel an Natrium chloratum hat im Magen zur Folge, dass die Schleimhaut nur ungenügend aufgebaut wird. Dabei kommt es zu einem Brennen die Speiseröhre herauf bis zum Schlund, weshalb dieses Brennen als Schlundbrennen bezeichnet wird.

Entgiftung des Körpers unterstützen

Bei jeder Körperreinigung ist auch eine Regeneration der Gewebe wichtig. Dafür notwendig ist Natrium chloratum, das eine Zellteilung fördert mit Kalium phosphoricum, das die dafür notwendige Energie zur Verfügung stellt.

Ähnlich wie beim Kalium chloratum besitzen die Chlor-Ionen des Natrium chloratum die Fähigkeit, bestimmte Stoffe zu binden und dadurch ausscheidbar zu machen. So kommt es, dass dieser Mineralstoff bei allen Vergiftungen empfohlen wird. Dabei kann es sich um Vergiftungen durch Gase (Umweltverschmutzung), durch Flüssigkeiten (Alkohol), durch chemische Gifte (Pflanzenschutzmittel – im Zusammenhang mit Kalium chloratum), durch Belastung von Metallen (Amalgamfüllungen), durch pflanzliche Belastungen (giftige Beeren) oder durch tierische Gifte (Insektenstiche) handeln.

Beim Insektengift kommt noch die Belastung durch fremdes Eiweiß dazu, was noch zusätzlich den Einsatz von Calcium phosphoricum erfordert.

Bei Belastungen, die durch eine Vergiftung hervorgerufen sind, muss auf die große Verantwortung der Handelnden hingewiesen werden. Bei ernsthaften Vergiftungen darf auf keinen Fall die notwendige medizinische Versorgung unterbleiben. Eine Unterstützung oder Erstversorgung kann dagegen nicht schaden.

Die Rolle von Alkohol

Ein Thema, das auch für Menschen, die abnehmen möchten, von Bedeutung sein kann, ist Alkohol. Er braucht, wie schon angeführt, zu seiner Entgiftung unter anderem Natrium chloratum.

TIPP

Je intensiver der Alkoholkonsum, umso mehr wird Natrium chloratum zur Entgiftung benötigt.

Baustein Nummer 1: Schüßler-Mineralstoffmischung der Adler-Pharma®

So widersprüchlich es klingen mag, aber je größer der dadurch entstehende Mangel wird, umso mehr verlangt der Mensch nach dem Alkohol. Es entsteht ein Teufelskreis, dem nur schwer zu entkommen ist. Der Mensch wird süchtig.

Der Betriebsstoff für die Säureregulierung und den Fettstoffwechsel

Ein sehr stark versäuerter Körper lagert die Säure, wenn er sie nicht mehr ausscheiden kann, in verschiedener Form ab. Der Mensch baut dann allerdings Fett auf, weil zur Neutralisierung das Natrium phosphoricum schon verbraucht wurde und für den Fettstoffhaushalt nicht mehr zur Verfügung steht. Deshalb muss beim Abnehmen darauf geachtet werden, dass genug Natrium phosphoricum (Nummer 9) für die anfallende Arbeit an Fettstoffregulierung und Säureabbau zur Verfügung steht.

Eine Säureüberlastung hat nachhaltige Auswirkungen auf die Knochen sowie das Innere der Zellen, vor allem in Bezug auf den Mineralstoffhaushalt, da es zu einer Entmineralisierung kommt, wie auch schon im ersten Teil ausgeführt wurde.

Umwandlung der Harnsäure

Wie wichtig die Umwandlung der Harnsäure in Harnstoff ist, zeigt sich auch an der Ausscheidung im Harn. 30 Gramm Harnstoff stehen in einem Liter Harn nur einem Gramm Harnsäure gegenüber!

Säure abbauen

Natrium phosphoricum ist der Mineralstoff, der den Organismus in die Lage versetzt, nicht nur Harnsäure in Harnstoff zu verwandeln und damit ausscheidbar zu machen, sondern insgesamt alle anfallenden Säuren in das Endprodukt der Verdauung, nämlich in Kohlensäure und Wasser, zu zerlegen. Die Harnsäure fällt bei der Eiweißverdauung an und muss durch den Organismus mit Hilfe des Natrium phosphoricum in Harnstoff verwandelt werden. Auch im Purinstoffwechsel entsteht Harnsäure. Das ist besonders für Menschen, die viel Kaffee trinken oder Fleisch essen, wichtig zu wissen, denn diese Stoffe enthalten viel Purin.

INFO

Bei einer Übersäuerung und einem damit einhergehenden Mangel an Natrium phosphoricum entstehen weitreichende Störungen. Deshalb ist dies einer der wichtigsten Bestandteile des Entschlackungspulvers.

Die Harnsäure, die nicht über die Niere ausgeschieden wird, wird im Verdauungstrakt durch Darmbakterien zu Ammoniak, einer Stickstoffverbindung, und Kohlendioxid abgebaut. Ist der Ammoniakanteil zu groß, entstehen Vergiftungserscheinungen wie Kopfschmerzen oder bleierne Müdigkeit (siehe „Stoffwechselblockade: Eiweiß").

Kohlenhydrate als Energiespender oder Natrium-phosphoricum-Räuber?

Auch die Kohlenhydrate, welche als Saccharide im Allgemeinen aus Kohlen-, Wasser- und Sauerstoff zusammengesetzt sind und deren Abbau und Umwandlung als Vorgang der Energieversorgung der Zelle von allergrößter Bedeutung sind, werden durch das Natrium phosphoricum in die Endprodukte des Stoffwechsels, nämlich Kohlensäure und Wasser, umgebaut. Daraus wird auch verständlich, dass ein starker Zuckerkonsum ebenso wie ein intensiver Kohlenhydratgenuss in Form von Mehlspeisen – gemeint sind unser „weißer" Industriezucker und unser „weißes" Mehl – einen großen Mangel an Natrium phosphoricum zur Folge haben. Wenn durch die einseitige Belastung der Vorrat an diesem Mineralstoff immer mehr abnimmt, nimmt im Gegenzug die Säurebelastung immer mehr zu.

Reaktionen auf einen Säureüberschuss

Bei einem Ansteigen von Säuren im Körper, wie zum Beispiel der Harnsäure, entsteht ein Müdigkeitsgefühl. Der Organismus benötigt für den Abbau der Säure entweder eine Ruhephase oder Bewegung in guter, sauerstoffreicher Luft, in der die Säure abgeatmet wird.

Magen – Magensaft – Übersäuerung – Heißhunger

Der Säurespiegel im Magen ist nicht immer gleich hoch. Der Magensaft (immerhin produziert der Magen jeden Tag ungefähr 2,5 Liter Magensaft mit dem pH-Wert von 1 bis 2) vermehrt sich bis zum Zeitpunkt der Mahlzeiten, so dass er zur Verdauung der Nahrung ausreichend zur Verfügung steht. Besteht jedoch eine Neigung zur Übersäuerung, dann kommt es zu einer verstärkten Säurebelastung im Magen, wodurch ein Gefühl des Heißhungers entsteht. Es muss dann möglichst bald etwas gegessen werden.

> **TIPP**
>
> Einer chronischen Mattigkeit liegt eine andauernde Übersäuerung zugrunde. Wer davon betroffen ist, sollte über das Auffüllen des Natrium-phosphoricum-Speichers versuchen, die Belastung abzubauen.

Baustein Nummer 1: Schüßler-Mineralstoffmischung der Adler-Pharma®

Durchhänger

Im Laufe des späten Vormittages und am späten Nachmittag haben manche Menschen einen so genannten „Durchhänger". Er zeigt das Ansteigen der Säure im Körper an und sollte nicht durch den Genuss von aufputschenden Mitteln bezwungen werden. Oft wird versucht, den Durchhänger mit „Zuckerleckereien" zu „besiegen", da Zucker (zum Beispiel Traubenzucker) relativ schnell in die Blutbahn übergeht und der Energiegewinn sehr rasch einsetzt. Dies hält jedoch nur kurze Zeit an und wird auf Kosten von Mineralstoffreserven erkauft. Eine Vorbeugung durch die Einnahme von Natrium phosphoricum und entsprechende Nahrungsumstellung ist hier vorzuziehen.

Sodbrennen

Ein Zuviel an Säure im Magen wird durch ein Gefühl von Druck im Magen oder ein Brennen gespürt; ein Zuwenig durch das Gefühl eines Steines im Magen. Natrium phosphoricum hilft dem Organismus, den Säurehaushalt zu regulieren. Wie schon bei Natrium chloratum ausgeführt, muss zwischen dem Schlundbrennen und dem Sodbrennen unterschieden werden.

Vielfach wird versucht, durch die Einnahme säuretilgender Mittel, wie Basenpulver oder anderer Tabletten, das Problem zu bekämpfen. Die Einnahme nimmt keine Rücksicht auf die vorhandene Menge der Säure. Wird dabei der Säurespiegel zu weit gesenkt, gerät der Magen in den Bereich des Säuremangels, und der Organismus produziert im Magen in noch größerem Maße Säure, wobei auf lange Sicht der entgegengesetzte Effekt erreicht wird. Es entsteht ein Ping-Pong Effekt, sodass die Betroffenen von diesen Produkten nicht mehr wegkommen.

In diesem Zusammenhang ist auch der Mechanismus „Säureschaukel" zu verstehen. Der Körper passt sich dem hohen Säurepegel an und kommt mit einer weniger „sauren Lebensweise" nicht zurecht (siehe Teil 2, „Die Säureschaukel", Seite 48).

Den Säurespiegel regulieren

> Das Besondere an Natrium phosphoricum besteht darin, dass es im Körper die Säure nicht reduziert, sondern den Organismus in die Lage versetzt, den Säurespiegel zu regulieren.

Belastung der Nieren

Steigt der Säurespiegel (gemeint ist in diesem Zusammenhang vor allem die Harnsäure) im Blut, kommen die Nieren unter Druck. Sie sind für den konstanten osmotischen Druck durch Steuerung des Elektrolythaushaltes (Mineralstoffhaushaltes) im Körper zuständig. Vergeblich bemühen sie sich, den Säurespiegel zu senken, doch es ist nicht möglich, weil die Harnsäuremoleküle zu groß sind, im Filter hängen bleiben, also nicht ausgeschieden werden können. Die Belastung kann als Druck in der Nierengegend spürbar werden und sich bis zu unangenehmen Schmerzen steigern (Ablagerung von Harnsäurekristallen). Sind die Nieren diesen Belastungen längere Zeit ausgesetzt, leidet die Leistung des Filtersystems.

Das Blut wird in der Folge mit Harnsäure belastet (Gicht), daher kommt es zu einer charakteristischen Löcherung der Knochen im gelenksnahen Bereich und nicht wiederherstellbaren (irreparablen) Schäden der Knorpelsubstanz. Harnsäure kann von der Niere nur in relativ geringen Mengen ausgeschieden werden; daher bleibt bei einem Mangel an Natrium phosphoricum ein Großteil der Harnsäure im Blut, wo sie nicht hingehört. Wenn allerdings der Harnsäurespiegel im Blut zu hoch wird, bricht der Filter der Niere zusammen, und es kommt auch zur Ausschwemmung von Harnsäure in den Harn, was aber wiederum anderweitige schwere gesundheitliche Auswirkungen hat. Der Harn eines gesunden Menschen ist schwach sauer, bei Vegetariern leicht alkalisch, weil durch die Pflanzenkost Säuren weiter abgebaut werden.

INFO

Harnsaure Ablagerungen beziehungsweise Ablagerung von Harnsäurekristallen sind auch an den Sehnen und Bändern möglich; durch Natrium phosphoricum und Silicea können Erstere abgebaut werden.

Rheuma und Gicht

Rheuma und Gicht sind in ihren Auswirkungen zum Teil einander überlagernde Beschreibungen desselben Formenkreises. Es handelt sich dabei um am Anfang außerordentlich schmerzhafte Reaktionen des Körpers, welche bei Fortdauer des Leidens nicht mehr anfallsweise, sondern chronisch auftreten.

Harnsäure kann an bestimmten Mineralstoffen auskristallisieren. Ablagerungen dieser Kristalle in den Muskeln führen zum Weichteilrheumatismus. Ablagerungen in der Nähe der Gelenke, unter anderem im Knorpelgewebe, wie schon beschrieben, führen zur Entzündung der Gelenke, nämlich Arthritis, und im weiteren Verlauf zur chronischen Arthrose.

Der Betriebsstoff für die Ausscheidung der Schadstoffe

Die Schubkarre, mit der die Schlacken aus dem Körper transportiert werden, ist Natrium sulfuricum – Nummer 10.

Wie aus den Erfahrungen von Fastenkuren bekannt ist, kann der Darm Schlacken und andere Belastungsstoffe über die Darmzotten ausscheiden. Dazu ist es notwendig, mehr als drei Tage nichts zu essen. Dann ist es den Darmzotten möglich, ihre Tätigkeit umzukehren. Die tägliche Darmreinigung durch ein Passagesalz (Bittersalz, Glaubersalz) ist dabei unumgänglich, ansonsten würde ein Teil der Belastungsstoffe im Darm liegen bleiben und nach Beendigung der Kur wieder in den Körper zurückgesaugt werden. Sie verursachen dann unnötigerweise Kopfschmerzen und andere Beschwerden. Der oft angewendete Einlauf genügt leider nicht.

Aber es gibt noch eine Gelegenheit, bei der der Darm die Belastungsstoffe unter unangenehmen Umständen los wird. Steigt nämlich durch Schlacken im Körper die Belastung derart an, dass sie durch den Organismus nicht mehr bewältigt werden kann, benützt er ein Notventil. Er stößt die in Flüssigkeit gelösten Schlacken über die Aufnahmekanäle ab, indem er die Fließrichtung umkehrt. Dabei wird der Nahrungsbrei nicht mehr eingedickt, und die Ausscheidung der abzustoßenden Belastungsstoffe erfolgt explosiv als Durchfall. Wenn der Darm in seiner Ausscheidungsfunktion überfordert ist, werden die Stoffe zusätzlich über den Mund erbrochen; es kommt zum Brechdurchfall. Ein wesentliches Kennzeichen für diesen Vorgang ist die totale Ablehnung jeder Nahrungsaufnahme.

Blähungen und Verstopfung

Schütten Leber und Galle zu wenig entsprechende, für die Verdauung benötigte Flüssigkeit in den Dünndarm ab und steht dem Organismus durch die Bindung von Schlackenstoffen an Wasser zu wenig Flüssigkeit insgesamt zur Verfügung, verdickt sich der Nahrungsbrei und bleibt im Darm liegen. Es kommt zu chemischen Reaktionen und

Gärungsprozessen, welche Gase produzieren, die zu den bekannten Blähungen führen, die sich bis zu Koliken steigern können.

Außerdem kann mit diesen Problemen ein unangenehmes Kopfweh verbunden sein, weil die Gase in gelöster Form über die Darmzotten in das Blut gelangen. Das Gehirn ist am sensibelsten für solche Vergiftungen und leidet darunter.

Das Hauptproblem liegt insgesamt an der Unfähigkeit des Körpers, die Schlacken loszuwerden, wodurch sie im Bauchbereich gebunden bleiben. Gehen dann durch die Einnahme von Natrium sulfuricum und warme Umschläge doch Gase ab, stinken sie entsetzlich, „wie faule Eier" beziehungsweise schwefelig, ähnlich einer Heilquelle mit starkem Schwefelgehalt.

Ablagerungen

Bei einem Mangel ist der Organismus gezwungen, die Stoffe, welche umgebaut werden müssen, in einer Deponie aufzubewahren. Zu diesen Lagerungsstätten gehören erfahrungsgemäß Warzen, Muttermale und harte Knoten unter der Haut, welche sich aber problemlos verschieben lassen. Sie verändern ihre Größe, je nachdem, wie groß der Anfall von Belastungsstoffen ist.

An den Orten, an denen sich Belastungsstoffe befinden, welche nicht mehr ausgeschieden werden können, wird das Immunsystem extrem geschwächt, wodurch eine Brutstätte für Bakterien und Viren entsteht, wie es z. B. bei den Warzen der Fall ist. Das Auftreten beziehungsweise die Ausbreitung des Herpes-Virus hat einen innigen Zusammenhang mit Gefühlsstoffen, die mit Aufregung, Hass und Ablehnung zu tun haben, wodurch es vor allem im Bereich der Lippen und um den Mund zu Herpesblasen kommt. Allerdings ist der Herpes genitalis fast schon so häufig wie der Herpes labialis (Lippen). Auch die Fieberblasen verlangen nach Natrium sulfuricum, welches sich in diesem Fall als Salbe oder Brei verwenden lässt.

Schlackenflüssigkeit

Allerdings gibt es eine bestimmte Gruppe von Abfallstoffen, welche nicht abgelagert werden können, sondern durch Verbindung mit Was-

INFO

Die Leber ist sozusagen der Abfallkübel des Organismus, der sich mit allen Abfällen und Rückständen zu beschäftigen hat. Für den Umbau der belastenden Stoffe in ausscheidbare Substanzen steht der Leber das Natrium sulfuricum zur Verfügung.

ser in Lösung gehalten werden müssen. Diese mit Schlacke verknüpfte Flüssigkeit füllt mit der Zeit den gesamten Körper auf.

Sie verwässert das Blut, durchdringt das Gewebe und verwässert es, was als Hydrämie beschrieben wird. Wenn diese Räume nicht mehr reichen, lagert der Organismus die Flüssigkeiten in den Extremitäten ab. Die ersten Anzeichen dafür bestehen in matten, schweren Beinen, welche große Mühe bereiten, sie anzuheben. Sie werden eine Last, wie auch die darin enthaltene Flüssigkeit, die mit der Zeit immer mehr wird, wodurch die Füße, später auch die Beine, vor allem die Unterschenkel, anschwellen. Die mit den Schlacken verbundene Flüssigkeit lagert sich auch in den Fingern und Händen ab. In Zeiten besonderer Verschlackung und dem damit verbundenen Flüssigkeitsandrang in die Hände ist es schwer, die Ringe von den Fingern zu bekommen.

Bei Sonnenbestrahlung wird die im oberflächlichen Gewebe abgelagerte Schlackenflüssigkeit in Bläschen sichtbar. Sie haben einen leicht gelblich-grünlichen wässrigen Inhalt. Die betroffenen Hautstellen jucken sehr, und meist reagiert der Organismus mit einer Rötung der Haut, was auf einen entzündlichen Vorgang hinweist. Wer auf diese Weise auf die Sonne allergisch reagiert, sollte die Mineralstoffe nach Dr. Schüßler besonders konsequent und reichlich einnehmen, damit sich der Körper von der Überfüllung mit Schlacken befreien kann. In diesem Fall kann auch die äußere Anwendung der Mineralstoffe nach Dr. Schüßler sehr hilfreich sein.

> **TIPP**
>
> *Ein Hinweis auf den Natrium-sulfuricum-Mangel besteht auch darin, dass Menschen, welche Probleme mit ihrem Zuckerabbau haben, häufig geschwollene Beine haben.*

Der Entschlackung das Funktionsmittel bereitstellen

Wird dem Organismus durch die Einnahme des Natrium sulfuricum in der Schüßler-Mineralstoffmischung die Möglichkeit geboten, die Schlackenstoffe, welche im Wasser in Lösung gehalten werden, in ausscheidbare Substanzen umzubauen, kann die Flüssigkeit wieder freigegeben werden. Sie steht dann entweder für andere Verwendungszwecke wieder zur Verfügung oder wird ausgeschieden. Je nach Fortschritt des Umbaus der Schlackenstoffe schreitet dann auch die gewünschte Ausscheidung des Schlackenwassers voran.

Der Betriebsstoff für das Bindegewebe und den Säureabbau

Löst Säuren aus den Ablagerungen

Silicea (Nummer 11) löst harnsaure Ablagerungen in kristallisierter Form wieder auf. Dadurch werden die Belastungen für das Gewebe, in denen die Kristalle eingelagert waren, verringert. Die Schmerzen der belasteten Knorpelgewebe werden reduziert. Das gilt auch für die Weichteile, worunter die Muskeln, Sehnen, Fett- und Bindegewebe, Nerven und Gefäße verstanden werden. Für den Abbau der freigewordenen Säure ist Natrium phosphoricum, ebenfalls Bestandteil der Schüßler-Mineralstoffmischung der Adler-Pharma®, notwendig.

Schweißbildung

Silicea ist für die Schweißbildung von besonderer Bedeutung. Infolge eines Überschusses an Säuren versucht der Organismus, einen großen Teil davon über die Ausscheidung als Schweiß loszuwerden. Menschen, die damit belastet sind, haben eine unangenehm riechende Schweißabsonderung an Händen und Füßen. Aber diese Schweißabsonderung beschränkt sich nicht nur auf die Füße, sie kann auch unter den Achseln, an den Armbeugen, Leisten und Kniekehlen erfolgen. Im Entschlackungspulver ist es Silicea, was dagegen hilft.

Der Betriebsstoff für den abbauenden Eiweißstoffwechsel

Calcium sulfuricum (Nummer 12) ist vor allem für die Durchlässigkeit des Gewebes zuständig. Oft gelingt dem Organismus der Abbau von Schadstoffen und belastenden Flüssigkeiten deshalb nicht, weil die Gewebe förmlich verhärtet sind. Die Nummer 12 ermöglicht deshalb auch einen Eiweißabbau. Es ist auch sehr wirksam bei eitrigen Prozessen im Körper in Zusammenhang mit Natrium phosphoricum und Silicea.

INFO

Bei Diabetes ist es wichtig zu berücksichtigen, dass 48 Tabletten von Mineralstoffen nach Dr. Schüßler 1 Broteinheit entsprechen und einberechnet werden sollten.

Baustein Nummer 2: Basisches Mineralstoffbad der Adler-Pharma®

Die Haut ist das größte Ausscheidungsorgan des Körpers. Deshalb kommt ihr beim Abbau von belastenden Stoffen aus dem Körper wesentliche Bedeutung zu.

Einer der intensivsten Ausscheidungsvorgänge wird über das Schwitzen erreicht. Es wird zwischen zwei Arten unterschieden: dem aktiven und dem passiven Schwitzen.

— Das aktive Schwitzen, das durch intensive körperliche Betätigung erreicht wird, hilft dem Organismus, belastende Stoffe, die sich im Bereich des Gewebes unter der Haut befinden, loszuwerden.
— Das passive Schwitzen hilft ebenso, solche Stoffe auszuscheiden. Es erfolgt unter anderem in der Sauna.

Es gibt viele Menschen, die nach einem solchen Vorgang des Schwitzens regelrecht süchtig sind. Sie betonen, dass sie die 2 bis 3 Stunden Joggen, Radfahren, Tennis einfach dringend brauchen. Sie würden es sonst nicht aushalten. Genauso die „fanatischen" Besucher der Sauna, sie brauchen den passiven Ausscheidungsprozess von Schadstoffen. Auch Professor Langreder meint, dass es gut sei, schwer belastete Menschen mit einer häufig wechselnden Teediät in den Süden zu schicken. Im warmen Klima des Südens ist die gesamte Entgiftung des Körpers wesentlich intensiver. Das heißt, dass Wärme die ausscheidenden Stoffwechselprozesse fördert.

Das alles wird beim basischen Mineralstoffbad ausgenützt. Dabei spielt nicht nur die Temperatur eine große Rolle, sondern besonders der pH-Wert. Durch die Beimengung geeigneter Mineralstoffe wird im Badewasser ein pH-Wert von mindestens 8 hergestellt und die Badetemperatur auf 38 Grad Celsius, jedenfalls über der Körpertemperatur gehalten.

Durch das basische Mineralstoffbad entsteht eine „Lauge". Der Körper ist gezwungen, diesen pH-Wert auf den Wert zu senken, der ihm entspricht, und dieser liegt bei ungefähr 7,4. Das ist der pH-Wert des menschlichen Blutes. Es entsteht also ein osmotischer Druck, durch den die Säuren aus dem Körper ausgeleitet werden.

> **TIPP**
> *Wird eine Ausscheidung von Schadstoffen durch ein Bad angestrebt, sollte die Badetemperatur über der Körpertemperatur gewählt werden, also auf jeden Fall über 37 Grad Celsius.*

7 Bausteine für ein gesundes Leben

Wird die Säure aus dem Körper möglichst sorgsam ausgeschieden – durch Einnahme von Natrium phosphoricum, der Schüßler-Mineralstoffmischung und gleichzeitig durch öfteres Baden mit dem basischen Mineralstoffbad der Adler-Pharma® – so erspart man sich beim Abnehmen Hungerattacken, die durch Säurefluten ausgelöst werden (siehe Schüßler-Mineralstoffmischung, Nr. 9 – Natrium phosphoricum). Müdigkeit und Mattigkeit bleiben aus. Das Hungergefühl geht allgemein zurück, und damit kann auch die Menge der Nahrungsaufnahme leichter reduziert werden. Durch eine geeignete Trägersubstanz der Mineralstoffe werden die ausgeschiedenen Stoffe im Badewasser sofort gebunden und können nicht mehr in den Körper gelangen, also nicht mehr rückresorbiert werden.

Ändern Sie Ihren Lebensstil

> Voraussetzung für den Erfolg ist natürlich, dass während einer solchen Kur keine weiteren Schadstoffe zugeführt werden. Deshalb ist es wichtig, in dieser Zeit womöglich nicht zu rauchen, den Kaffee zu meiden und keinen Alkohol zu trinken. Für ein dauerhaftes Abnehmen ist es notwendig, den Lebensstil zu ändern.

Durch die hohe Wassertemperatur beginnt der Körper zu schwitzen und mit dem Schweiß die Schadstoffe abzustoßen. Die Schadstoffe (Verschlackung) auf Dauer loszuwerden ist von größter Bedeutung. Wird der Körper dabei unterstützt und Schlackenflüssigkeit kann abgebaut werden, reduziert sich das Gewicht und der Körperumfang.

Anwendungen des basischen Mineralstoffbads

Vollbad

TIPP

Alle 5 bis 10 Minuten sollte die Haut mit einer Badebürste leicht gebürstet oder mit einem Waschlappen abgerieben werden. Sie wird dabei von den ausgeschiedenen Stoffen gereinigt.

Bei Bedarf täglich ein basisches Mineralstoffbad nehmen.

Dosierung: 3 Esslöffel basisches Mineralstoffbad

Empfohlene Badedauer: etwa 30 bis 50 Minuten. Es sind aber auch Bäder von einer Dauer bis über eine Stunde möglich.

Badetemperatur: etwa 37 bis 38 Grad Celsius gleichbleibend über die gesamte Badedauer halten.

Baustein Nummer 2: Basisches Mineralstoffbad der Adler-Pharma®

Basisches Sitzbad

Dauer: 10 bis 40 Minuten

Dosierung: 1 Esslöffel

Basische Sitzbäder wirken sich besonders gut bei Problemen im Genital- und Analbereich aus.

Hinweis
Für die Zwecke des Abnehmens ist natürlich das Vollbad am bedeutungsvollsten und am wirksamsten.

Basisches Fußbad

Dauer: von 30 Minuten bis über eine Stunde

Dosierung: 1 Esslöffel basisches Mineralstoffbad

Basische Fußbäder wirken besonders auf die Verschlackung der Füße ein. In den Füßen versacken sehr häufig belastende Flüssigkeiten, was sich in besonders extremer Weise bei offenen Beinen zeigt. Aber es gibt genügend andere Beschwerden in den Füßen und Unterschenkeln, die entlastet werden können: Fußschweiß, Fußpilz, Juckreiz in den Unterschenkeln, Ausschläge, Krampfadern, Gichtzehen, rheumatische Beschwerden in den Fußgelenken. Auch bei der Entlastung von überdehnten Sehnen und Bändern wird das Fußbad hilfreich sein.

Basische Handbäder

Dauer: 5 bis 20 Minuten

Dosierung: 1 Teelöffel basisches Mineralstoffbad

Gerade bei Handekzemen zeigt sich die Überlastung der Gewebe mit Schadstoffen; dieses basische Mineralstoffbad kann hilfreich dagegen eingesetzt werden. Aber auch bei rheumatischen Beschwerden und bei Gichtknoten in den Fingergelenken ist davon Hilfe zu erwarten.

INFO
Die Badedauer, speziell beim Handbad, sollte vom jeweils anstehenden Problem abhängig gemacht werden.

Hinweis

Menschen mit hohem Blutdruck, Kreislaufschwierigkeiten oder gar Herzproblemen dürfen keine Bäder über Körpertemperatur durchführen. Für sie liegt die ideale Badetemperatur bei 35 bis 36,5 Grad Celsius.

7 Bausteine für ein gesundes Leben

Baustein Nummer 3: Einlauf

Begleitung für eine Entgiftung des Verdauungstraktes

Vor allem im Mastdarm und im Dickdarm und hier im letzten Drittel liegen sehr viele belastende Schadstoffe an den Darmwänden. Sie beeinträchtigen nachhaltig die Gesundheit und sind im Krankheitsfall sogar erschwerend wirksam. Ein Einlauf wirkt Fieber senkend, und das hat sicher auch mit der Entlastung von jenen Schadstoffen zu tun, die längst ausgeschieden sein sollten.

Der Einlauf ist besonders hilfreich, wenn es zu unangenehmen Gasentwicklungen kommt. Sie sind ein Hinweis darauf, dass der Körper nicht ausreichend entschlackt beziehungsweise ausscheidet und diese Stoffe zu gären beginnen, also in chemische Prozesse geraten, die Gase zur Folge haben.

TIPP

Es muss gewährleistet sein, dass keine Blinddarmreizung oder Entzündung vorliegt!

Zur Reinigung, vor allem bei Fastenkuren

Nummer 1 – Calcium fluoratum, Nummer 3 – Ferrum phosphoricum, Nummer 4 – Kalium chloratum, Nummer 5 – Kalium phosphoricum, Nummer 6 – Kalium sulfuricum, Nummer 7 – Magnesium phosphoricum, Nummer 8 – Natrium chloratum, Nummer 10 – Natrium sulfuricum.

Aufgaben der genannten Mineralstoffe als Bestandteile des Einlaufs

Nummer 1 – Elastizität der Darmwände, Nummer 3 – Aktivierung der Darmzotten und Durchblutungsförderung, Nummer 4 – Arbeit der Drüsen und Entgiftung, Nummer 5 – Desinfizierung, Nummer 6 – Bindung der alten Schlacken, Flüssigkeitsregulierung und Entgiftung, Nummer 10 – Entschlackung.

Anwendung

Es werden von jedem Mineralstoff jeweils 5 bis 7 Pastillen, von der Nummer 10 aber 20 Stück, aufgelöst und ohne Milchzucker zur Flüssigkeit dazugegeben. Das Wasser sollte abgekocht sein.

Baustein Nummer 4: Bittersalz

Der Einlauf erreicht bei weitem nicht alle Bereiche, die gereinigt gehören. Deshalb ist die Darmreinigung mit Hilfe des Bitter- oder Glaubersalzes eine wichtige Ergänzung im Zuge einer gesamtheitlichen Reinigung des Körpers von allen belastenden Stoffen.

Anwendung von Passagesalzen

Ein Esslöffel Bitter- oder Glaubersalz auf einen drittel Liter Wasser reicht aus, dass es zu einer relativ raschen Entleerung des gesamten Darminhaltes kommt. Das Glas wird zügig geleert. Die Darmwände sind von Verdauungsschlacken meistens sehr verklebt. Sie sind manchmal sogar steinhart. Dieser Zustand bedarf einer Darmspülung, was nur von dafür ausgebildeten Fachkräften durchgeführt werden darf. Meistens genügt es aber, den Dickdarm durch Einläufe zu reinigen.

Die Wirkung von Wasser im Darm

Wasser selbst ist nicht dazu geeignet, den Darm so weit zu reizen, dass er sich entleert. Es wird vom Körper schnell aufgenommen.

Wirkungsweise

Bei der Darmreinigung werden Mittel eingesetzt, die der Körper schwer aufnehmen kann. Außerdem veranlassen sie den Organismus, den osmotischen Druck auszugleichen, der durch die eingenommenen Mittel wie Bitter- oder Glaubersalz entsteht. Da der Darminhalt durch die eingenommenen Mittel sehr basisch wird, werden Säuren in den Darm hinein ausgeschieden. Damit die Konzentration sinkt, wird Wasser in den Darm geleitet. Beides verursacht dann eine rasche Entleerung des Darms. Der Wirkungseintritt hängt von der Menge und der Konzentration der Salzlösung ab.

7 Bausteine für ein gesundes Leben

Baustein Nummer 5: Stoffwechseltee

Bevor dieser spezielle Tee vorgestellt wird, ist es sicher von Bedeutung, auf das Trinken im Allgemeinen und das Durstgefühl im Speziellen einzugehen.

Wussten Sie schon, dass ...

> der Körper vor allem Wasser enthält? Immerhin bestehen 61,6 Prozent des Körpervolumens aus diesem lebenswichtigen Element. Alle Zellen enthalten Wasser. Auch ist es der Hauptbestandteil unserer Körperflüssigkeiten, nämlich des Blutes, der Lymphe, der Flüssigkeit im Gehirn, im Rückenmark, im Glaskörper des Auges und der Interzellularflüssigkeit. Von der Körperflüssigkeit sind etwa 40 Prozent innerhalb der Zellen, 15 Prozent umgeben die Zellen als Zwischenzellflüssigkeit, und 5 Prozent bilden das Plasmawasser.

Bezeichnend für die Notwendigkeit von Flüssigkeit ist, dass der Mensch wohl sehr lange ohne feste Nahrung auskommen kann, ihn aber ein Mangel an Flüssigkeit sehr rasch gefährden würde. Ein Mensch verhungert nicht so schnell, aber er verdurstet relativ rasch.

Die Bedeutung von Kochsalz für den gesamten Flüssigkeitshaushalt

INFO

Ist der Mangel an Natrium chloratum besonders groß, besteht auch eine Ablehnung gegen das Trinken von Wasser. Der Organismus hat keine Betriebsstoffe für die zugeführte Flüssigkeit.

Damit der Organismus mit Wasser umgehen kann, ist das Natrium chloratum notwendig. Überall wo die Versorgung mit Flüssigkeit von Bedeutung ist, wird Natrium chloratum als Steuerungsmittel, als Funktionsmittel benötigt; es muss innerhalb der Zelle vorliegen. Wenn dieses Betriebsmittel fehlt, kann es über das Natrium chloratum (Nummer 8 der Biochemie nach Dr. Schüßler) zugeführt werden, da es hier so zubereitet ist, dass die Zelle es direkt aufnehmen kann.

Bevor auf die einzelnen Aufgaben dieses bedeutungsvollen Mineralstoffes eingegangen wird, sollten noch zwei seiner Eigenschaften genannt werden:

— Natrium chloratum wirkt hygroskopisch, das heißt es zieht Wasser an und verbindet sich mit ihm.

— Natrium chloratum wirkt osmotisch, das heißt es bewirkt eine Bewegung der Flüssigkeit. Für die Konstanthaltung des osmotischen

Baustein Nummer 5: Stoffwechseltee

Druckes und des Ionenmilieus ist auf der Ebene der Organe vor allem die Niere ausschlaggebend.

Der Harn

Die Nieren werden pro Tag von ca. 1000 Liter Blut durchströmt. Aus dieser großen Menge Flüssigkeit werden ungefähr 100 Liter als Primärharn abgetrennt. Dieses Filtrat wird nach einer mengenmäßigen Verringerung und qualitativen Umwandlung zum Endharn bereitet. Der Primärharn wird nach dieser Bearbeitung zum größten Teil wieder in den Blutkreislauf zurückgeführt. Lediglich 1 bis 1,5 Liter Endharn (Sekundärharn) werden über die Blase und die Harnwege ausgeschieden.

Damit die Niere aber den Harn über die Blase ausscheiden kann, ist die Anwesenheit von Natrium chloratum erforderlich.

Wussten Sie schon, dass ...

über den Harn neben anderen Stoffen auch viele Mineralstoffe ausgeschieden werden? Die Analyse von einem Liter Harn ergibt insgesamt ungefähr 60 Gramm Feststoffe, welche sich folgendermaßen aufgliedern: 30 Gramm Harnstoff, 1,2 Gramm Kreatinin, 1 Gramm Harnsäure, 1,5 Gramm Aminosäuren, 4,6 Gramm Natrium, 2,5 Gramm Kalium, 0,3 Gramm Calcium, 0,15 Gramm Magnesium, 5,5 Gramm Chlorid, 5 Gramm Sulfat, 5 Gramm Phosphat sowie Oxalat, Citrat, Lactat, Abbauprodukte von Steroidhormonen und Gallenfarbstoffe.

Vor allem die Verbindung von Natrium und Chlorid, das Natrium chloratum, ist dafür zuständig, dass Flüssigkeit überhaupt ausgeschieden werden kann. Jedes Wassermolekül wird an ein Natriumchlorid-Molekül gebunden und kann dann ausgeschieden werden. Darin liegt auch die Begründung, dass der Harn so mineralstoffreich ist.

Flüssigkeitszufuhr

Grundsätzlich sollte niemand mehr trinken, als der Durst, das natürliche Zeichen für Flüssigkeitsmangel, anzeigt. Eine absolute Regel lässt sich schon deshalb nicht aufstellen, weil ein Mensch mit 50 Kilogramm Gewicht sicher einen anderen Bedarf an Flüssigkeit hat als jemand mit 100 Kilogramm.

Am besten Quellwasser

> Es sollte dem Organismus so viel Flüssigkeit zur Verfügung gestellt werden, wie er benötigt, vor allem in der angemessenen Zusammensetzung. Trinken Sie überwiegend reines Wasser, wenn möglich Quellwasser.

Bedenklich ist aber, dass es immer mehr Menschen gibt, die keinen Durst mehr haben. Das lässt folgenden Hintergrund vermuten: Der menschliche Organismus braucht für die Regulierung und Steuerung des Flüssigkeitshaushaltes Natrium chloratum, die Nummer 8. Infolge der starken Belastung durch Gift- und Schadstoffe ist der Haushalt an diesem Mineralstoff sehr erschöpft. Wenn nun Menschen etwas trinken wollen, so ist das Getränk meist schon wieder so konzentriert, dass es der Organismus verdünnen müsste. Die meisten Getränke sind zu dicht mit Genuss- beziehungsweise Reizstoffen versetzt.

Es steht aber weder die Flüssigkeit zur Verdünnung der konzentrierten Flüssigkeiten noch der Betriebsstoff, das Funktionsmittel für die Flüssigkeit, zur Verfügung. So verzichtet der Organismus auf die Zufuhr von weiterer Flüssigkeit. Aus diesem Grunde lässt sich der Hinweis aller naturheilkundlichen Experten verstehen, die das Trinken von reinem Wasser, von Leitungswasser, das Trinkwasserqualität hat, empfohlen haben. Am besten ist Quellwasser.

Auch für die Ausscheidung von Flüssigkeit benötigt der Organismus Natrium chloratum (Nummer 8), weshalb im Harn eine starke Konzentration dieses Mineralstoffs festzustellen ist. Bei einem größeren Mangel ist auch das Harnlassen beeinträchtigt. Erst nach längerer konsequenter Einnahme dieses Mineralstoffes stellt sich ein natürliches Durstgefühl wieder ein, wenn außerdem dem Körper wieder natürliches, unverfälschtes, nicht präpariertes Wasser zur Verfügung gestellt wird.

Flüssigkeitsräuber Kaffee

Ein sehr starker Räuber an Flüssigkeit ist Kaffee. Der Organismus braucht für die Menge Kaffee, die getrunken wird, mindestens noch einmal ungefähr die gleiche Menge Flüssigkeit, um ihn be- und verarbeiten zu können. Grundsätzlich ist hier zu den üblichen Genussgetränken anzumerken, dass sie in der Regel eine Belastung für den Or-

Baustein Nummer 5: Stoffwechseltee

ganismus darstellen. Es werden Reiz- und Belastungsstoffe zugeführt, für deren Ausscheidung die zugeführte Menge an Flüssigkeit meist nicht reicht. Der Organismus ist immer wieder zu Reaktionen gezwungen. Nur beim reinen Wasser kann er sich abreagieren, kann er die Belastungsstoffe verdünnen und ausscheiden.

Über das Teetrinken

Der menschliche Organismus braucht für jeden Wirkstoff, der ihm auch über einen Tee zugeführt wird, eine bestimmte Menge Flüssigkeit. Wenn der Tee zu stark zubereitet wird, bekommt der Organismus zu viele Wirkstoffe im Verhältnis zu der angebotenen Flüssigkeit. Dadurch kann der gesündeste Tee zu einer Belastung werden, weil es zu einer Überdosierung an Wirkstoffen kommt. Außerdem wird der Flüssigkeitshaushalt ununterbrochen belastet, weil der Organismus versucht, die starken Konzentrationen zu verdünnen.

INFO

Die verschiedenen Teesorten werden meist viel zu stark zubereitet.

Er muss die wertvollen Wirkstoffe ausscheiden oder ablagern, was ihn belastet. Irgendwann muss die Deponie abgebaut werden! Aus dieser Sicht ist auch verständlich, dass ein Tee nur über eine bestimmte Zeitspanne getrunken werden sollte. Das ist aber nur dann der Fall, wenn er zu stark zubereitet wird.

Außerdem haben wir ein wunderbares Signal unseres Körpers, das uns hilft, mit diesem Problem zurechtzukommen. Alles, was unangenehm schmeckt, ist zu stark zubereitet und muss verdünnt werden. Ansonsten werden die wertvollsten Stoffe, wenn sie zu stark konzentriert sind, zur Belastung, wenn nicht sogar zu einem Gift.

Teezubereitung

Als Grundregel mag für die Zubereitung von Tee gelten, dass ein viertel Teelöffel Teemischung leicht ausreicht für einen Liter Wasser. Für manche Menschen ist auch das noch zu stark, so dass zwei Liter Wasser als noch angenehmer empfunden werden. Tee sollte niemals mit Honig oder Zucker gesüßt, sondern ganz einfach so belassen werden, wie man ihn zubereitet hat.

In diesem Zusammenhang sei nomals auf das Arndt-Schulz'sche Reizgesetz verwiesen. Leichte Reize fachen die Lebenskraft an, mittlere

7 Bausteine für ein gesundes Leben

INFO

Es gibt Teesorten, die nur kalt angesetzt, 12 Stunden stehen gelassen, abgeseiht und dann leicht erwärmt getrunken werden dürfen (Gerbstofftees). Tees aus Wurzeln oder Rinden müssen meist kurz aufgekocht werden. Man lässt sie ziehen und dann werden sie abgeseiht. Tees aus Blüten oder Blättern werden mit kochendem Wasser überbrüht, ziehen gelassen und dann abgeseiht. Beim Kauf eines Tees sollte man immer fragen, wie er zubereitet werden muss!

Reize stärken die Lebenskraft, starke Reize schwächen die Lebenskraft, und stärkste Reize lähmen die Lebenskraft.

Überall, wo dieses Reizgesetz missachtet wird, kommen Therapeuten, Masseure, Gesundheitsberater oder einfach jeder, der andere begleiten möchte, zu keinem, vor allem zu keinem beständigen Erfolg. Alles, was zu stark ist, stellt für den Organismus eine Belastung dar. Die Fortschritte in der Therapie können dann keine so große Entlastung darstellen, dass sie die Nachteile der zu starken Reize aufwiegen könnten.

Zur Reinigung beziehungsweise Entschlackung noch Folgendes: Es geht nicht nur um eine Blutreinigung, sondern auch um eine Reinigung der Lymphe, der Gewebsflüssigkeit und ganz besonders der Zellen!

Ein spezieller Stoffwechseltee

In vielen Jahren der Erfahrung hat es sich bewährt, neben dem Einsatz der Mineralstoffe auch noch eine Kombination von bewährten Kräutern zur Unterstützung des Stoffwechsels einzusetzen. Dabei werden vor allem die beiden hauptsächlichen Ausscheidungswege gestützt, nämlich über die Niere bei den Säuren und Säureabbaustoffen und über die Leber, was die Schadstoffe betrifft. Die einzelnen Heilkräuter werden im Folgenden beschrieben.

Gegenanzeigen

> Bei eingeschränkter Herz- und Nierentätigkeit mit damit verbundenen Stauungen und Wasseransammlungen ist die Verwendung von Diuretika (wassertreibenden Tees) nicht angezeigt. Während einer Schwangerschaft und der darauf folgenden Stillzeit soll ebenfalls kein Stoffwechseltee angewendet werden.

Brennnesselkraut

Die Brennnessel wird in der Volksheilkunde wegen ihrer Wirkung gern als Frühjahrs-Stoffwechselförderer eingesetzt.

Die Brennnessel zählt zu den intensiv untersuchten Arzneipflanzen. Als hoch wirksame Arzneipflanze ist sie beliebter und bewährter Bestandteil von Teemischungen, die bei Rheuma und Gicht sowie bei

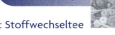

Baustein Nummer 5: Stoffwechseltee

Galle- und Leberbeschwerden eingesetzt werden. Sie wirkt außerdem entzündungshemmend.

Es wird die Harnausscheidung und damit die Ausscheidung von Harnstoff gefördert. Als harntreibendes Mittel wird sie eingesetzt zur Durchspülung, bei entzündlichen Erkrankungen der ableitenden Harnwege und bei Nierengrieß.

Bärentraubenblätter

Vor allem bei entzündeten Harnwegen hat dieser Tee eine günstige Wirkung, auch bei der Unterstützung von Therapien bei Blasen- und Nierenbeckenkatarrh. Durch die geringe Dosierung sind keine belastenden Nebenwirkungen zu erwarten.

Da die Bärentraubenblätter die Harnwege unterstützen und stärken, sind sie für unsere Zusammenstellung sehr willkommen. Durch den Abbau all der belastenden Stoffe aus dem Körper kommt es zu starken Konzentrationen im Harn, die unter Umständen die abführenden Harnwege angreifen könnten. Allzu oft gibt es bei Menschen, die eine Entlastung ihres Körpers von Schadstoffen und Säuren verstärkt durchführen, Reizungen und unangenehme Schmerzen. Das verhindern wir mit dieser Arzneipflanze.

> **INFO**
>
> *Die Bärentraube ist eine Heilpflanze, die als Entgiftungsmittel der Niere, der Blase und der ableitenden Harnwege mit Erfolg eingesetzt wird.*

Bruchkraut

Das Bruchkraut wird in der Volksheilkunde zur Behandlung von Erkrankungen der Nieren und ableitenden Harnwege und als „Blutreinigungsmittel" verwendet. Die Wirkstoffe dieser Arzneipflanze lösen ebenfalls zähen Schleim und erleichtern das Abhusten, weshalb sie als Hustenmittel zum Einsatz kommt.

Doch die stärkste Wirkung zeigt das Bruchkraut als krampflösendes Mittel bei den Harnwegen. Deshalb ist es auch Bestandteil vieler Teemischungen für Blasen- und Nierenleiden. So soll es auch in unserer Teemischung die harnabführenden Wege stärken und Krämpfen bei der Belastung des intensiven Schadstoffabbaus vorbeugen.

Löwenzahn

Er wird als entgiftendes und harntreibendes Mittel eingesetzt. Im Gegensatz zu anderen harntreibenden Mitteln kommt es beim Einsatz der Blätter nicht zur Ausschwemmung von Kalium, da diese selbst Kalium in hohen Dosen enthalten. Die Pflanze wird auch bei Magen-Darm-Beschwerden, Appetitlosigkeit und bei Leber- und Gallenleiden verwendet.

Löwenzahn regt Leber und Galle zu erhöhter Aktivität an. Dadurch hat diese Heilpflanze einen Einfluss auf das Bindegewebe, indem sie es besser durchblutet. Der Löwenzahn befähigt mit seinen Wirkstoffen den Organismus, vermehrt alte Schlacken auszuscheiden. Dieser Tee wird bei Frühjahrs- und Herbstkuren häufig angewendet. Nach einer solchen Kur fühlen sich sogar geschwächte Menschen gestärkt, weil sie von vielen belastenden Schadstoffen befreit wurden.

Da Löwenzahn auch auf das Bindegewebe einwirkt, können gestaute Säurebelastungen abgebaut werden, deshalb wird er auch bei rheumatischen Belastungen zur Anwendung gebracht. Die Häufigkeit sowie die Heftigkeit der Schmerzen ist nach einer Kur mit Löwenzahn spürbar eingeschränkt.

INFO

Löwenzahn ist wegen seiner Wirkungen ein unverzichtbarer Bestandteil unseres Stoffwechseltees.

Schafgarbe

Die Heilpflanze wird bei Grippe, Fieber, Heuschnupfen, Allergien und Verletzungen angewendet, aber auch bei Magen-, Darm- und Gallenleiden, Menstruationsbeschwerden und Kreislaufstörungen wird die Scharfgarbe eingesetzt. Sie hat außerdem die Eigenschaft, äußere und innere Blutungen zu stillen: Lunge, Darm, Nase, Uterus und Niere.

Innerlich werden Schafgarbenzubereitungen bei Appetitlosigkeit und leichten, krampfartigen Beschwerden der Verdauungsorgane (Entzündungen, Durchfälle, Krämpfe) angewandt.

Der hohe Gehalt an Kalium regt in Verbindung mit den anderen enthaltenen Wirkstoffen die Tätigkeit der Nieren an. Dadurch ist die Schafgarbe für Frühjahrs- und Herbstkuren geeignet und findet deshalb oft Berücksichtigung in entsprechenden Teemischungen.

INFO

Schafgarbe wirkt entzündungshemmend, krampflösend, antibakteriell und fördert die Gallensekretion.

Wegen ihrer hervorragenden Eigenschaften wurde die Schafgarbe ebenfalls Bestandteil unserer Stoffwechselteemischung. Sie fördert die Ausscheidungswege über Niere und Leber.

Zubereitung des Stoffwechseltees

Am besten wird eine Prise, ca. ¼ Kaffeelöffel, mit 1 bis 1,5 Liter heißem Wasser überbrüht und 5–8 Minuten stehen gelassen. Dann abseihen und mehrere Tassen pro Tag schluckweise trinken. Sehr sensible Menschen können die Wassermenge bei gleichbleibender Teemischung ohne weiteres auf zwei Liter ausdehnen.

Es besteht überhaupt kein Anlass zur Sorge, dass dann dieser Tee keinen Geschmack mehr haben könnte. Er ist wohlschmeckend und hat wegen der geringen Dosierung eine wohltuende und vor allem nachhaltige Wirkung.

Baustein Nummer 6: Ernährungsumstellung

Eine gute Möglichkeit, Ihre Nahrung umzustellen, erfahren Sie im angeschlossenen Rezeptteil (siehe „Ihr persönlicher Ernährungsplan, Seite 101 ff."). Zu Beginn nur einige wenige grundlegende Überlegungen zur Bedeutung von bestimmten Nahrungsmitteln für die menschliche Verdauung.

Die Bedeutung der Frischkost – Verdauungsleukozytose

Obst, Gemüse und Salate sind vor allem Mineralstofflieferanten und Vermittler eines Energiepotenzials, sofern es Lebensmittel sind, die noch nicht zerkocht wurden. Gemüse ist, solange es noch nicht gekocht wurde, für den Organismus wesentlich wertvoller. Es vermeidet auf diese Weise die so genannte „Verdauungsleukozytose".

Die Darmwand wird mit Leukozyten, also mit „Abwehrtruppen", besetzt (die weißen Blutkörperchen sind unsere Giftpolizei), als gelte es, eine Vergiftung oder Infektion aus dem Darm abzuwehren. So stellt sich nach dem Essen eine Müdigkeit ein, die einen „Mittagsschlaf" oder „Verdauungsschlaf" zur Folge hat.

Verdauungsleukozytose

> Darunter versteht man eine Mobilisierung von weißen Blutkörperchen (Leukozyten), die, von den Geschmacksnerven ausgelöst, jedesmal erfolgt, wenn wir zu essen beginnen.

Dr. Kuschakoff hat als Erster entdeckt, dass diese Reaktion bei Frischkost nicht eintritt, sondern nur bei erhitzter, denaturierter Nahrung. Anscheinend setzt die Natur voraus, dass ein wesentlicher Teil der täglichen Nahrung unerhitzt ist und zu Beginn des Essens zugeführt wird.

Ist das nicht der Fall, muss die Notregulation der Verdauungsleukozytose ständig benutzt werden; sie wird also missbraucht. Die zu oft in die Darmwandungen geschickten weißen Blutkörperchen fehlen aber anderswo bei der Abwehr von Krankheiten.

Bedeutung von Eiweiß

> Es ist möglich, dass die Verdauungsleukozytose hauptsächlich mit dem Verzehr von gekochtem, gebratenem, gegrilltem tierischem Eiweiß in Beziehung steht – und nicht mit dem Kochen von Nahrungsmitteln überhaupt.

„Saure Nahrung" – bleibt sauer und macht sauer

In vielen Ernährungsbüchern wird zwischen der sauren, neutralen und basischen Nahrung unterschieden. Das ist jedoch nicht zielführend, wie sich aus vielen Erfahrungen bestätigt. Wir müssen daher eine andere Einteilung wählen, die auf die Problematik von belasteten Menschen eingeht.

Es besteht nämlich ein gewaltiger Unterschied zwischen den Reaktionen eines gesunden und eines belasteten Körpers auf bestimmte Nahrungsmittel. Deshalb ist es notwendig, folgende grundlegende Unterscheidung zu treffen:

Baustein Nummer 6: Ernährungsumstellung

Saure, säurebildende und basenbildende oder basische Speisen

Man sollte meinen, dass die Lebensmittel aufgrund ihrer Wirkung auf den pH-Wert des Urins direkt in säure- und basenbildende Produkte eingeteilt werden können. Leider ist dies nicht der Fall. Bei manchen Menschen treten nach dem Verzehr von sauren Speisen gleichzeitig basische pH-Werte im Urin und parallel dazu Symptome der Übersäuerung auf – das genaue Gegenteil des theoretischen Normalfalls, nach dem ein basischer Urin auf einen basischen Organismus und ein saurer auf einen übersäuerten Organismus schließen lässt. Der Widerspruch ist darauf zurückzuführen, dass ein gestörter Säurestoffwechsel diese Säuren anders umwandelt als ein gesunder.

Welche Speisen regeln was?

> Wer an Beschwerden der Übersäuerung und Demineralisation leidet, darf sich nicht damit begnügen, den Zusammenhang zwischen Ernährung und Gesundheit erkannt zu haben. Er muss auch unterscheiden können zwischen Speisen, die zum Säuregehalt und solchen, die zum Basengehalt des Milieus beitragen.

Nimmt eine Person mit einem intakten Säurestoffwechsel ein stark säurehaltiges Nahrungsmittel wie eine Frucht oder Zitronensaft zu sich, werden die Säuren umgebaut und die basischen Mineralstoffe der Frucht freigesetzt. Die Frucht oder der Zitronensaft wirkt sich in diesem Fall positiv aus und führt zur Bildung von Basen. Bei Personen mit einem gestörten Säurestoffwechsel hingegen werden die Säuren derselben Früchte weder oxidiert noch umgewandelt. Sie bleiben als Säuren im Organismus bestehen. **Die im Urin auftretenden Basen stammen somit nicht von den Früchten, sondern wurden zur Aufrechterhaltung des normalen pH-Wertes dem eigenen Körpergewebe entnommen.** Auch dieser Vorgang führt zu einem basischen Urin, doch bewirken die Früchte hier auf Kosten des Organismus eine Verarmung an Mineralstoffen.

In der Biochemie nach Dr. Schüßler wird das folgendermaßen verstanden: Für die Säuren wurden Mineralstoffe aus dem Mikrobereich verwendet, wodurch Mineralstoffe aus dem Makrobereich ihren Halt beziehungsweise ihre Steuerung verloren und ausgeschieden werden müssen. All das geschieht jedoch um den Preis der Absenkung der Mineralstoffspeicher und des gesamten Mineralstoffniveaus im Körper.

INFO

Ob ein Nahrungsmittel in einem bestimmten Organismus säure- oder basenbildend wirkt, ist vom Stoffwechsel der betreffenden Person abhängig.

Unser Interesse gilt nun in erster Linie einer Zusammenstellung, die auf Menschen mit einem gestörten Säurestoffwechsel abgestimmt ist. Sie sind auf diese Information angewiesen, um ihre Gesundheit positiv beeinflussen zu können.

Die angegebenen, als „säurebildend" oder „basenbildend" bezeichneten Speisen zeigen diese Wirkung in jedem Organismus. Die als „sauer" eingestuften Lebensmittel hingegen führen nur in einem Organismus mit einem gestörten Säurestoffwechsel zu einer vermehrten Säureproduktion, obschon die Lebensmittel selbst zahlreiche Säuren enthalten. Bei allen anderen Personen ist ihre Wirkung genau umgekehrt: Sie führen dem Körper Basen und Mineralstoffe zu.

Säurebildende Speisen

Säurebildende Speisen enthalten ursprünglich keine Säure, produzieren jedoch im Verlauf des Verdauungsprozesses und bei ihrer Aufnahme und Weiterverwendung durch die Zellen saure Substanzen. Diese Säureproduktion ist also ein natürlicher, unvermeidlicher Vorgang, der sowohl bei säureempfindlichen wie bei diesbezüglich unempfindlichen Menschen stattfindet. Wir bezeichnen diese Nahrungsmittel als säurebildende Speisen. Dazu gehört zum Beispiel das Fleisch. Die Verdauung und Umsetzung von Eiweiß (Proteinen) führt zwangsläufig zur Produktion von Säuren, von denen die Harnsäure am besten bekannt sein dürfte.

Bei den säurebildenden Speisen handelt es sich um Grundnahrungsmittel. Wir können sie deshalb nicht einfach beiseite lassen mit der Begründung, dass sie unser Milieu übersäuern. Die Lösung besteht darin, ihren Konsum einzuschränken. Denn wenn auch bei einer beschränkten Einnahme dieser Lebensmittel eine leichte Säurezufuhr normal und unvermeidlich ist, so kann diese Zufuhr doch bei einem erhöhten Konsum beachtliche Ausmaße annehmen.

Zusammenstellung säurebildender Speisen

Fleisch, Geflügel, Wurstwaren, Fleischextrakt, Fisch • Eier • Käse • Milchprodukte mit einem hohen Molkeanteil wie Joghurt, Sauermilch, Weißkäse, Kefir • tierisches Fett (gesättigte Fettsäuren) • Erdnussöl sowie gehärtete oder raffinierte pflanzliche Öle • Getreide, auch

> **INFO**
>
> *Nahrungsmittellisten, bei deren Zusammenstellung der pH-Wert des Urins den Ausschlag gibt, entsprechen der Wirklichkeit nur bedingt und gelten für Menschen mit einem einwandfrei funktionierenden Säurestoffwechsel.*

Baustein Nummer 6: Ernährungsumstellung

Vollkorngetreide wie Weizen, Hafer, vor allem Hirse • Brot, Teigwaren, Flocken und andere Nahrungsmittel auf Getreidebasis • Hülsenfrüchte wie Sojabohnen, weiße Bohnen, Saubohnen • raffinierter weißer Zucker • Süßigkeiten wie Sirup, Konfekt, Schokolade, Bonbons, Konfitüre, kandierte Früchte • Ölfrüchte wie Erdnüsse, Walnuss, Haselnuss (ausgenommen Mandeln) • Kaffee, Tee, Kakao, Alkohol.

Saure Speisen

Saure Speisen wirken säure- oder basenbildend, je nachdem, wie der Stoffwechsel der betreffenden Person funktioniert. Empfindliche Menschen müssen mit dieser Produkt-Kategorie besonders sorgsam umgehen, da sie bei ihnen stets zur Säurebildung führt. Mit Ausnahme von Früchten sind die sauren Nahrungsmittel im Unterschied zu den säurebildenden für den Körper kein Muss. Der weitgehende oder vollständige Verzicht auf saure Speisen ist deshalb nicht nur notwendig, sondern auch durchführbar.

INFO

Saure Speisen enthalten zahlreiche Stoffe in Form von Säuren. Sie sind an ihrem Geschmack leicht zu erkennen: Zitronen, Rhabarber und Essig gehören dazu.

Zusammenstellung saurer Speisen

Mehrere Stunden alte Molke (Joghurt, Sauermilch, Kefir, schlecht abgetropfter Weißkäse) • unreife Früchte • saure Früchte wie Beeren (Stachel-, Johannis-, Himbeeren) • Zitrusfrüchte wie Zitronen, Mandarinen, Grapefruits, Orangen • bestimmte Sorten Äpfel (Glockenäpfel), Kirschen (Weichselkirschen), Zwetschgen, Aprikosen • ein Übermaß an süßen Früchten • saures Gemüse wie Tomaten, Rhabarber, Sauerampfer, Kresse • Sauerkraut • Fruchtsäfte (vor allem Zitronensaft, auch in der Salatsauce!) • industriell hergestellte gesüßte Getränke wie Limonaden und Getränke auf Colabasis • Honig • Essig.

TIPP

Je schlechter Ihr Säurestoffwechsel funktioniert, desto stärker müssen Sie den Konsum saurer Speisen einschränken.

Basische oder basenbildende Speisen

Diese Nahrungsmittel sind reich an Basen und enthalten nur wenig oder gar keine Säure. Sie produzieren auch bei der Umwandlung und Weiterverwendung durch den Körper keine Säuren. Sie bilden in jedem Milieu Basen, unabhängig davon, ob sie in großen oder kleinen Mengen genossen werden. Diese Eigenschaft kommt allen zugute und entfaltet sich sowohl in einem intakten wie in einem gestörten Säurestoffwechsel. Personen, die unter Übersäuerung leiden, müssen sich

7 Bausteine für ein gesundes Leben

vor allem an diese Kategorie von Nahrungsmitteln halten. Natürlich umfasst ihre Kost auch die für den Körper notwendigen, aber mit großer Sorgfalt zu dosierenden Mengen an säurebildenden Speisen.

Zusammenstellung basenbildender Speisen

Kartoffeln • grünes Gemüse, gekocht und roh (Blattsalat, Lattich, grüne Bohnen, Kohl) • Gemüse wie Karotten, Randen (rote Bete, rote Rüben), Fenchel, Sellerie, Kürbis, Zucchini (ausgenommen Tomaten) • Milch, Milchpulver, gut abgetropfter Quark, Rahm (Sahne) • frische Molke • aus frischer Molke hergestelltes Molkenpulver • Bananen, Melone, Birnen (Achtung auf die Menge) • Mandeln, Paranuss • Kastanie • Dörrfrüchte in kleinen Mengen (ausgenommen Aprikosen) • basisches Mineralwasser • Getränke auf der Basis von Mandeln.

Die basische Gemüsebrühe

Vielfach wird, um den Säure-Basen-Haushalt günstig zu beeinflussen, empfohlen, eine basische Gemüsebrühe zu sich zu nehmen. Wir empfehlen Ihnen das folgende, in der Praxis oftmals bewährte Rezept.

TIPP

Die Menge lässt sich beliebig variieren: vermehren oder vermindern Sie einfach die entsprechenden Mengen von Gemüse und Wasser.

Zutaten

250 g Kartoffeln, klein geschnitten und mit Schale
50 bis 100 g Gemüse, entsprechend der Jahreszeit (Petersilienwurzel, Sellerieknollen, Karotten, Liebstöckel, Krautblätter, Fenchel, Löwenzahn, Brennnessel)
Gewürze: Lorbeerblätter, Gewürznelken, Wacholderbeeren, Muskatnuss, Majoran, Kümmel, Zwiebel, Knoblauch (die Auswahl erfolgt nach der persönlichen Geschmacksrichtung).
1 Liter Wasser

TIPP

Die Gemüsebrühe kann auch zur Geschmacksaufbesserung von Speisen verwendet werden. Wenn Sie Gemüse kochen, verwenden Sie das Gemüsewasser immer für die weiteren Speisen, denn darin sind die für den Organismus wertvollen Mineralstoffe enthalten.

Zubereitung

Die Gemüsezutaten werden gut gereinigt mit Wasser in einem Topf aufgestellt, der groß genug ist. Nachdem das Gemüse insgesamt 10 Minuten gekocht hat, wird es abgeseiht. Das ausgekochte, ausgelaugte Gemüse hat keine Mineralstoffe mehr und ist für den Organismus ein Säurespender, deshalb wird es nicht mehr verwendet.

Die Gemüsebrühe wird langsam, eventuell eine Tasse auf nüchternen Magen, getrunken. Da sie sehr intensiv ist, kann auch schon eine Tasse am Tag genügen. Man muss bei Verwendung der Basenbrühe auf die eigenen Wahrnehmungen achten und sollte sich von diesen leiten lassen. Es wäre schade, wenn eine Ablehnung entstünde, weil zu viel davon eingenommen wurde. Zur Aufbewahrung wird die Gemüsebrühe in den Kühlschrank gestellt.

Baustein Nummer 7: Bewegung

Bei der körperlichen Betätigung sollte im Falle der gesundheitlichen Vorsorge beachtet werden, dass jede Betätigung der Muskeln Milchsäure erzeugt. Diese belastet, weshalb es für die sportliche Betätigung einige Regeln zu berücksichtigen gilt.

— Bewegen Sie sich nur so schnell, dass Sie nicht außer Atem kommen. Sie sollten sich daneben noch ohne Probleme mit Ihrem „Mitstreiter" unterhalten können.
— Der Pulsschlag sollte nicht zu hoch gesteigert werden, außer in kurzen Intervallen. Diese fördern die Elastizität der Gefäße. Es gibt eine Faustregel: Pulsfrequenz 180 minus Lebensalter – sie sollte bei Dauerleistungen nicht wesentlich überschritten werden.
— Regelmäßige körperliche Betätigung ist erstrebenswerter als extreme körperliche Belastungen.
— Suchen Sie sich Ihre Art aus, sich körperlich zu betätigen. Wie Sie glauben, dass es zu Ihnen passt. Aber es sollte auf jeden Fall in der freien Natur möglich sein.
— Der Spaziergang in angeregter Unterhaltung ist ein nicht zu unterschätzendes Elixier, das lange gesund erhält.
— Bevorzugen Sie bitte Sportarten, die den gesamten Körper beanspruchen, wie Schwimmen, Rudern, Langlaufen. Allzu einseitige Sportarten fördern eine einseitige Belastung, die unter Umständen zu körperlichen Problemen führt.

INFO

Der Sauerstoff, den Sie einatmen, ist ein großartiges natürliches Hilfsmittel für den Organismus. Er reinigt den Körper von Säuren.

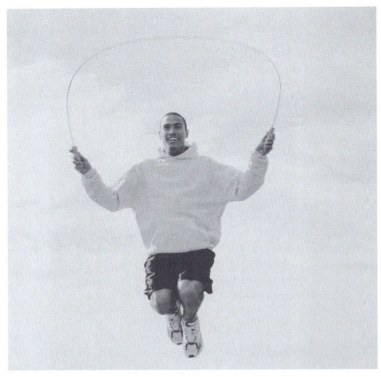

Wer große Sprünge machen will, muss auf seinen Körper achten.

Säureausscheidung durch Abatmen

Durch eine tiefe Atmung mit reichlicher Sauerstoffzufuhr wird auch über die Atmung Säure ausgeschieden. Dieser Punkt hat für unser Programm eine nicht zu unterschätzende Bedeutung.

Bewegung an der Sonne und in der frischen Luft

Die Bewegung in der Sonne, wobei die pralle Sonne eher gemieden werden sollte, hat auch auf den Vitaminhaushalt einen bedeutenden Einfluss. Bildet sich doch das Vitamin E überhaupt erst durch die Sonneneinstrahlung.

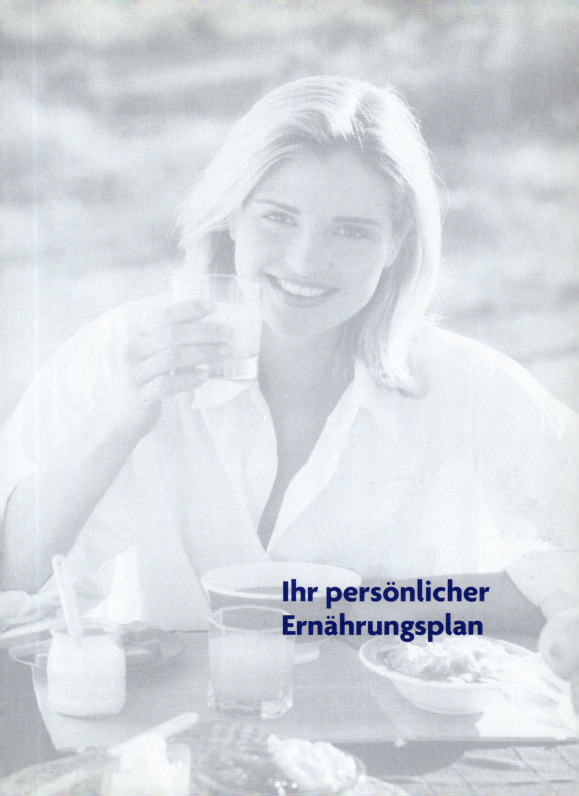

Ihr persönlicher Ernährungsplan

Sanft und genussvoll entschlacken

Für viele Menschen, die abnehmen wollen, ist es oft wie ein Spießrutenlauf durch die verschiedenen Diäten, bis sie, entnervt und gestresst von ungewohnter Küche, wieder aufgeben und zu ihren alten Ernährungsgewohnheiten zurückkehren. Als Mutter von drei Kindern weiß ich, dass heute schnelle und schmackhafte Speisen gefragt sind, denn die meist doppelt belastete Frau muss Familie und Beruf unter einen Hut bringen; Familienmanagement ist gefragt. Da kann nicht für eine Person Diät gekocht werden. Eine grundsätzlich gesunde Ernährung ist auch für das Aufwachsen der Kinder sehr wichtig. Gesunde Ernährung bedeutet langfristig, dass das Gewicht selbstverständlich auf einem guten Niveau gehalten wird. Sie ist aber vor allem eine effiziente und dadurch im Endeffekt auch kostengünstige Gesundheitsvorsorge.

Gesund essen ist also eine Lebenseinstellung. Ich stelle Ihnen Rezepte vor, die Sie ganz leicht kochen können, die gut schmecken und für die ganze Familie gekocht werden können. Bedenken Sie, dass wir alle auch mit den Augen essen. Bitte nehmen Sie sich die Zeit, die Speisen appetitlich auf den Tellern anzurichten, besonders Kinder brauchen das! Ein weiterer Punkt ist, dass Sie ihrer Familie erklären, dass hinuntergeschlungenes Essen die Verdauung belastet. Aber vor allem tritt das Sättigungsgefühl nicht so schnell ein. Dadurch wird zu viel gegessen.

Gut gekaut – halb verdaut

Gut gekautes Essen ist halb verdaut. Wir lernen den Geschmack der einzelnen Speisen wieder schätzen. So werden auch unsere Geschmacksnerven geschult. Wir brauchen keine Geschmacksverstärker mehr und das Überwürzen wird überflüssig. Das heißt: Sparen Sie beim Salz, verwenden Sie lieber viele verschiedene frische Kräuter, feines Würzen konzertiert mit dem Geschmack der Speise und rundet das Erlebnis Essen ab.

Es ist wichtig zu bedenken, dass der Mensch Eiweiß braucht. Vor allem pflanzliches Eiweiß ist sehr bekömmlich. Der Körper schließt es nicht so leicht auf wie tierisches Eiweiß, das heißt, er kann auch kaum

Sanft und genussvoll entschlacken

ein Zuviel an Eiweiß bekommen. Bei tierischem Eiweiß ist Fisch die ernährungsphysiologisch wertvollste Quelle für uns. Getreide, Gemüse gegart sowie rohes Gemüse, Salate und Obst sind ein Jungbrunnen für Ihren Körper. Kochen Sie möglichst mit wenig Fett, vor allem nicht rösten. Öle mit einem hohen Anteil an ungesättigten Fettsäuren sind besonders wertvoll, diese dürfen aber nicht hoch erhitzt werden! Also kein Braten oder Backen mit diesen Ölen! Sie werden bei den Rezepten Tipps finden, was Sie für Ihren täglichen Essensplan noch dazukombinieren können.

Hinweis
Alle Rezepte sind für 4 Personen gedacht.

Beachten Sie das Sättigungsgefühl und übergehen Sie es nicht! Die Essensmengen werden dadurch immer mehr eingeschränkt und auf gesunde Mengen reduziert.

Bevor Sie mit dem Ernährungsplan beginnen, der Ihre Abnehm- und Entschlackungskur unterstützt, sollten die drei Schritte geklärt sein, um die es jetzt geht:

— Neutralisierung, Abbau und Ausscheidung der im Körper in Lösung befindlichen Schlacken und Säuren.
— Im zweiten Schritt werden die Deponien in Angriff genommen: Die abgelagerten beziehungsweise in die Zellen eingelagerten Abbauprodukte, Schadstoffe und Salze – das sind die chemisch gebundenen Säuren – werden in Lösung gebracht. Achtung auf behutsamen Umgang mit einem stark belasteten Organismus. Es ist nur ein langsamer Abbau der in Betracht kommenden Stoffe möglich und ratsam.
— Alle Möglichkeiten der Ausscheidung von belastenden Schadstoffen werden in Anspruch genommen, um die in Bewegung gekommenen Stoffe aus dem Körper zu entfernen. Es muss auf jeden Fall vermieden werden, dass der Organismus diese Schadstoffe mangels Betriebsstoffen oder anderer geeigneter Maßnahmen wieder im Körper einlagert.
— Besonders erschwerend wirkt beim Ausscheiden von Schadstoffen die Zufuhr von tierischem Eiweiß, weshalb es so weit wie möglich gemieden werden sollte, vor allem in der ersten Woche! Auch später sollte tierisches Eiweiß möglichst gemieden werden. Wegen des potenziellen Anteils an Purinen, Hormonen und Arzneimittelab-

GUTER RAT
Mit guter Laune und Zuversicht geht alles leichter. Das hilft auch beim Abnehmen – und das Essen schmeckt besser, wenn es mit Freude gekocht ist!

bauprodukten beim Schwein und Rind beziehungsweise einer Schwermetallbelastung bei Fischen ist auf die Herkunft zu achten.

Hinweise zu Darmreinigung und Einlauf

Darmträgheit ist beim Abnehmen oft ein Problem, denn der Körper muss sich erst auf die geringeren Mengen einstellen. Die Folge ist Verstopfung. Dadurch ist aber auch die Ausscheidung der Schadstoffe aus dem Dickdarm nicht mehr möglich. Diese frei werdenden Schadstoffe belasten den Organismus. Es kommt zu Kopfschmerzen, Katergefühl, Magendruck, Blähungen. Schnelle Abhilfe schafft hier das Trinken einer Bittersalzlösung oder ein Einlauf (siehe Seite 84). Zur vorsorglichen Vermeidung eines Schlackenstaus sollten Sie besonders in den ersten drei bis fünf Tagen Ihres Abnehmprogramms oder Ihrer Entschlackungskur eine Darmreinigung durchführen. Später, wenn nötig, immer mal wieder.

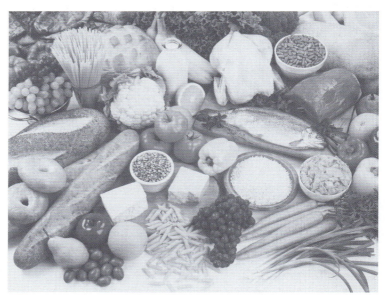

Alles, was das Herz begehrt – frisch auf den Tisch.

Getränke

Zum Entschlacken und Abnehmen empfiehlt es sich grundsätzlich, reines Trinkwasser zu trinken, auch zum Essen. Bevorzugen Sie reines Wasser vor allem deshalb, weil so die Schadstoffe besser ausgeschieden werden können.

Rezepte zum Entschlacken

Wochenplan für die 1. Woche

Motto: Es bleibt einem jeden noch immer so viel Kraft, das auszuführen, wovon er überzeugt ist. (Johann Wolfgang v. Goethe)

	Montag	Dienstag	Mittwoch	Donnerstag	Freitag	Samstag	Sonntag
Vor dem Frühstück	S	S	S	S	S	S	S
Frühstück	Dinkelfladen und Tee	Dinkelfladen und Tee	Dinkelfladen und Tee	Vollkornbrötchen und Tee	Vollkornbrötchen und Tee	Vollkornbrötchen und Tee	Dinkelfladen oder Vollkornbrötchen und Tee
Vormittag	M, W	M, W	M, W	M, W	M, W	M, W	M, W
Mittagessen	Getreidebraten	Indischer Reistopf	Buchweizentopf mit Gemüse	Frühlingsrolle	Reisbraten mit Lauch und Champignon an Tomatensauce	Gemüsegulasch	Rohkostteller Buddhistische Fastenspeise
Nachmittag	M, W	M, W	M, W	M, W	M, W	M, W	M, W
Vor dem Abendessen	S	S	S	S	S	S	S
Abendessen	Frühlingssuppe	Basenbrühe mit Weizengrießnockerl	Bärlauchsuppe	Brennnesselsuppe	Minestrone	Lauchcremesuppe	Vollkornbrot
Nach dem Abendessen	M, B	M	M, B	M	M, B	M	M, B

Basenbad = B; Entschlackungspulver – Mineralstoffe = M; Bewegung, Sport = S; Stoffwechseltee = T; Wasser = W

Ihr persönlicher Ernährungsplan

Wochenplan für die 2. Woche

Motto: Viele Menschen versäumen das kleine Glück, weil sie auf das große vergeblich warten. (Pearl S. Buck)

	Montag	Dienstag	Mittwoch	Donnerstag	Freitag	Samstag	Sonntag
Vor dem Frühstück	S	S	S	S	S	S	S
Frühstück	Warmes Dinkelmüsli	Vollkornbrot und Tee	Dinkelfladen und Tee	Vollkornbrötchen und Tee	Frischkornmüsli-Hafer und Erdbeermilch	Vollkornbrot und Tee	Milchbrot und Tee
Vormittag	M, W	M, W	M, W	M, W	M, W	M, W	M, W
Mittagessen	Auberginen in Rahmsauce mit Kartoffelpüree	Kartoffelauflauf	Topfenpalatschinken	Nudelauflauf mit Gemüse, Käse und Rahmsauce	Kartoffelnusskrapfen oder gebratenes Fischfilet mit Karottenrahmgemüse Nachtisch: Apfel Crumble	Rohkostteller und Buchweizen-Spinat-Omelette mit Käse-Walnuss-Sauce	Waldsauce mit Serviettenknödel und Rotkraut Nachtisch: Hirsenachtisch
Nachmittag	M, W	M, W	M, W	M, W	M, W	M, W	M, W
Vor dem Abendessen	S	S	S	S	S	S	S
Abendessen	Gemüsebrühe mit Kräuterknödel	Hirsenockerlsuppe oder Chicoree mit Käse überbacken	Hafercremesuppe	Vollkornbrot mit Frischkäse und/oder Putenschinken mit Tee	Gemüsebrühe mit Sojaschnitten	Petersiliencremesuppe	Selleriecremesuppe
Nach dem Abendessen	M, B	M	M, B	M	M, B	M	M, B

Wochenplan für die 3. Woche

Motto: Es gibt keine Leute, die nichts erleben, es gibt nur solche, die nichts davon merken. (Curt Goetz)

	Montag	Dienstag	Mittwoch	Donnerstag	Freitag	Samstag	Sonntag
Vor dem Frühstück	S	S	S	S	S	S	S
Frühstück	Grahambrötchen und Tee	Warmes Dinkelmüsli mit Tee	Joghurt-Kleie-Brot und Tee	Vollkornbrötchen und Tee	Warmes Dinkelmüsli mit Tee	Joghurt-Kleie-Brot und Tee	Milchbrot und Tee
Vormittag	M, W	M, W	M, W	M, W	M, W	M, W	M, W
Mittagessen	Lasagne	Gemüseschnitzel mit Sauce Orientale Nachtisch: Bananensauermilch	Dinkellaibchen mit buntem Gemüse und Schnittlauchsauce	Sellerieschnitzel mit Kartoffelkressesalat Nachtisch: Sanddorncreme	Blumenkohl überbacken mit Bouillonkartoffeln Nachtisch: Maisgericht mit Äpfeln	Rohkostteller (Salat vital mit Sauce) Gemüsetarte	Waldorff-Cocktail Kohlschnitzel mit Schnittlauchflip dazu Putenbrust gebraten Nachtisch: Apfelkuchen
Nachmittag	M, W	M, W	M, W	M, W	M, W	M, W	M, W
Vor dem Abendessen	S	S	S	S	S	S	S
Abendessen	Frühlingskräutercremesuppe	Zwiebel-Champignon-schnitte	Avocadocremesuppe dazu Zwiebelbrötchen	Kartoffelcremesuppe mit Majoran	Basensuppe mit Grünkernnockerl	Hausbrot, belegt mit Käse und Schinken	Karottencremesuppe oder Leinsamenbrötchen mit Knoblauchbutter
Nach dem Abendessen	M, B	M,	M, B	M,	M, B	M	M, B

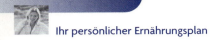

Ihr persönlicher Ernährungsplan

Wochenplan für die 4. Woche

Motto: Nicht, was wir beginnen, zählt, sondern was wir vollenden.

	Montag	**Dienstag**	**Mittwoch**	**Donnerstag**	**Freitag**	**Samstag**	**Sonntag**
Vor dem Frühstück	S	S	S	S	S	S	S
Frühstück	Warmes Dinkelmüsli mit Tee	Joghurt-Kleie-Brot und Tee	Warmes Dinkelmüsli mit Tee	Vollkornbrötchen und Tee	Joghurt-Kleie-Brot und Tee	Warmes Dinkelmüsli mit Tee	Grahambrötchen und Tee
Vormittag	M, W	M, W	M, W	M, W	M, W	M, W	M, W
Mittagessen	Griechischer Cocktail	Linsensuppe	Kartoffelgemüsebratling mit Brokkolicreme	Brie im Kräutermantel	Hirseauflauf pikant	Pilzsauce mit Majoran und Wildreis Nachtisch: Rote Grütze	Krautroulade mit pikanter Füllung und Tomatensauce Biskuittorte
Nachmittag	M, W	M, W	M, W	M, W	M, W	M, W	M, W
Vor dem Abendessen	S	S	S	S	S	S	S
Abendessen	Lauchsuppe mit Käsebrötchen	Frühlingszwiebelsuppe mit Grünkern	Süße Hirse	Zucchinicremesuppe	Currysuppe	Buchweizensuppe	Hausbrot, belegt mit Käse und Schinken
Nach dem Abendessen	M, B	M,	M, B	M,	M, B	M	M, B

Verwendete Abkürzungen

g = Gramm   cm = Zentimeter
kg = Kilogramm   TL = Teelöffel
l = Liter   EL = Esslöffel

1. Woche

In der ersten Woche wurde darauf geachtet, möglichst viele bekömmliche Speisen zusammenzustellen, leichte Kost am Morgen und leicht verdauliche, basische Suppen am Abend.

Ebenso finden Sie leicht verdauliche und bekömmliche Getreidesorten wie Dinkel, Buchweizen und Reis in Ihrem Ernährungsplan. Grundsätzlich können Sie Weizen in allen Zubereitungen durch Dinkel ersetzen, wenn Sie Weizen nicht so gut vertragen.

Montag

Frühstück

Dinkelfladen mit Tee

550 g Dinkelmehl • 1 TL Sesamsalz (Gomasio) • 1 TL Brotgewürz • warmes Wasser nach Bedarf

Dinkelmehl, Sesamsalz und Brotgewürz vermengen. So viel warmes Wasser, dass ein geschmeidiger Teig entsteht, dazugeben. Alle Zutaten fest abkneten und 2 bis 3 Stunden rasten lassen. Nochmals gut durchkneten, dünn auswalken, in Kreise schneiden. 30 Minuten bei Mittelhitze in einer Pfanne herausbacken (mit wenig Öl).

Tee: siehe „Stoffwechseltee"

TIPP

Dinkelfladen erhalten Sie auch im Reformhaus.

Mittag

Getreidebraten mit Sauce

350 g Weizenschrot • 150 g Grünkern • 2 Eier • 1 Zwiebel, klein geschnitten • 2 Zehen Knoblauch, zerdrückt • 1 TL Carissa • 1 EL Kräuter der Provence • 2 Karotten • 1 Stange Lauch • 200 g Pilze • 1 Paprika • 250 g Mais

Sauce: ¼ l Sauerrahm • Kräutersalz nach Geschmack • 1 TL Curry • 3 EL geriebener Käse

Karotten, Lauch, Pilze, Paprika und Mais schneiden und knackig dünsten. In einem weiteren Topf Weizenschrot und Grünkern als ganze

INFO

Carissa ist eine sehr bekömmliche Gemüse-Hefe-Brühe in Pulverform. Statt Carissa können Sie auch Cenovis oder Vitam verwenden.

TIPP

Am besten bereiten Sie die Getreidemasse schon am Vortag zu, da einige Stunden zum Quellen der Körner eingeplant werden müssen.

Körner in der gut gewürzten Gemüsebrühe einrühren, aufkochen, abschalten und einige Stunden quellen lassen. Diese Masse zusammen mit den Eiern, Zwiebel, Knoblauchzehen, Carissa, Kräutern der Provence in eine Schüssel geben und gut durchkneten. ¾ Teil der Masse in eine gefettete Auflaufform legen und auseinander drücken. In der Mitte mit dem knackig gedünsteten Gemüse belegen. Seitlich die Masse andrücken, mit dem Restteig abdecken und einen Braten formen. Im Rohr bei 180° C 40 Minuten braten, einige Male mit Gemüsebrühe aufgießen.

Zur Herstellung der Käsesauce brauchen Sie die oben angegebenen Zutaten nur miteinander zu verrühren. Vor dem Servieren den heißen Braten mit Käsesauce übergießen.

Abend

Frühlingssuppe

1 Zwiebel, klein geschnitten • 1 l Wasser • 1 Karotte, fein gerieben • 1 Petersilienwurzel, in Würfel geschnitten • 1 Scheibe Sellerie, geschnitten • 1 Stange Lauch, in Ringe geschnitten • 2 bis 3 Esslöffel Dinkel, grob geschrotet • 1 bis 2 Gemüsebrühwürfel • 1 TL Tamari (Sojasauce) • 1 EL kalt gepresstes Öl • Kräuter, fein geschnitten

Die Zwiebel im Edelstahlkochtopf ohne Fett kurz anrösten. Wasser, Karotte, Petersilie, Sellerie und Lauchstange dazugeben und aufkochen. Dinkelschrot einstreuen und 10 Minuten ziehen lassen. Vor dem Servieren mit Gemüsebrühwürfel, Tamari und Öl würzen. Mit Kräutern nach eigenem Geschmack servieren.

Dienstag

Frühstück

Dinkelfladen mit Tee

siehe Montag

1. Woche

Mittag

Indischer Reistopf mit Currysauce

Reis: 3 Tassen Vollkorn- oder Basmatireis • 6 Tassen Wasser • 1 EL Öl • 1 Gemüsebrühwürfel

Reis, Wasser, Öl und Gemüsebrühwürfel zusammen kurz aufkochen und dann 40 Minuten auf kleiner Stufe lassen, in den letzten 10 Minuten ohne Deckel und ausschalten.

Currysauce: 1 Zwiebel, geschnitten • 1 Banane • 1 Tasse Wasser • Orangen- und Zitronensaft • 1 Prise Thymian, Meersalz, Carissa, Tamari, Muskat • 1 TL Curry • 1 TL Pfeilwurzelmehl (oder Maizena)

Für die Currysauce die Zwiebel ohne Fett leicht anbräunen. Banane hinzugeben und mit der Zwiebel dünsten. Wasser aufgießen und 10 Minuten köcheln. Dann mit Orangen und Zitronensaft, Thymian, Meersalz, Carissa, Tamari, Muskat und Curry würzen. Pfeilwurzelmehl einrühren und alles zusammen mixen. Sauerrahm einrühren (nicht mehr kochen).

TIPP

Zu diesem Gericht passen Kokosfrüchte, die Sie nach Geschmack auswählen, kurz mit wenig Butter andünsten und mit 3 EL Kokosflocken überstreuen.

INFO

Tamari ist eine Sojasauce und schmeckt ähnlich wie Maggi.

Abend

Gemüsebrühe (Basenbrühe) mit Weizengrießnockerl

1 Zwiebel, in Scheiben geschnitten • 1 ½ l Wasser • 1 Scheibe Sellerie mit Grün • 1 Petersilienwurzel mit Grün • 2 Karotten, in Scheiben geschnitten • 2 Stangen Lauch, in Ringe geschnitten • 4 Kartoffeln, in Würfel geschnitten • 1 Tomate, in Scheiben geschnitten • Carissa

Zwiebelscheiben ohne Fett im Edelstahlkochtopf anrösten und mit Wasser aufgießen. Sellerie mit Grün, Petersilienwurzel mit Grün, Karotten, Lauchringe, Kartoffelwürfel, Tomatenscheiben dazugeben, ½ Stunde kochen und abseihen. Die Brühe mit Carissa würzen.

TIPP

Die Gemüsebrühe lässt sich ganz leicht auch mit fertiger Gemüsebrühe als Pulver oder Würfel bereiten, wie beispielsweise mit Cenovis oder Carissa.

Weizengrießnockerl: 50 g weiche Butter, schaumig gerührt • 1 Ei • 100 g Weizengrieß • 1 Prise Muskatnuss • Carissa nach Geschmack • 1 EL Petersilie, fein geschnitten • Schnittlauch zum Bestreuen

Rühren Sie die weiche Butter schaumig und geben Ei sowie Weizengrieß dazu. Etwas Muskatnuss dazureiben, Carissa und Petersilie gut verrühren und 30 Minuten rasten lassen. Mit einem Teelöffel kleine Nockerl formen und in die kochende Gemüsebrühe einlegen. 30 Minuten köcheln lassen. Mit Schnittlauch bestreuen und servieren.

Mittwoch

Frühstück

Dinkelfladen mit Tee

siehe Montag

Mittag

Buchweizentopf mit Gemüse

1 Zwiebel, in Scheiben geschnitten • 200 g Pilze (Champignons, in Scheiben geschnitten • 2 Karotten, in Scheiben geschnitten • ½ Tasse Erbsen • 1 Tasse Lauch, in Streifen geschnitten • 2 Tassen Buchweizen • 4 Tassen Wasser • 2 Gemüsebrühwürfel • Butterflocken zum Bestreuen • Käsescheiben zum Abdecken • Petersilie, klein geschnitten, zum Bestreuen

Zwiebel ohne Fett im Edelstahlkochtopf anrösten, Pilze, Karotten, Erbsen und Lauch dazugeben. Alles 5 Minuten dünsten. Buchweizen, Wasser und Gemüsebrühwürfel dazugeben, aufkochen und 25 Minuten zugedeckt ziehen lassen. Nachher mit Butterflocken bestreuen und mit Käsescheiben abdecken. Nochmals den Deckel daraufgeben, bis der Käse schmilzt. Mit viel Petersilie bestreuen und sofort servieren.

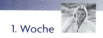

1. Woche

Abend

Bärlauchsuppe

½ l Wasser • 1 Knoblauchzehe, zerdrückt • Meersalz • Carissa •
1 EL Dinkel, fein gemahlen • etwa ½ l Milch und Schlagsahne •
mindestens 2 Handvoll Bärlauch, klein geschnitten

Wasser mit zerdrückter Knoblauchzehe aufkochen, mit Meersalz und Carissa würzen, Dinkelmehl einrühren, mit Milch und Schlagsahne auf 1 l auffüllen. Bärlauch einstreuen. 5 Minuten mitköcheln und servieren.

TIPP

Sollte kein Bärlauch zur Verfügung stehen, können Sie dieses Rezept auch gut mit Lauch kochen.

Donnerstag

Frühstück

Vollkornbrötchen mit Frischkäse und Tee

etwas Frischkäse (beispielsweise Philadelphia)

Tee: siehe „Stoffwechseltee"

Vorteig Vollkornbrötchen: 1 kg Weizen, fein gemahlen • 30 g Hefe •
1 TL Honig (oder Rohrzucker) • 3 EL Milch, warm

Hauptteig Vollkornbrötchen: 2 Eier • 1 gestrichenen TL Meersalz •
1 TL Kümmel, gemahlen • 1 EL Distelöl • etwa ½ l warme Milch •
etwas Butter zum Bestreichen

Weizenmehl in eine Schüssel geben. In der Mitte eine Vertiefung machen und einen Vorteig vorbereiten. Dazu in eine Tasse Hefe, Honig, warme Milch und 1 EL Mehl verrühren.

Diesen Vorteig in die vorbereitete Vertiefung schütten, mit einem Tuch abdecken. In einem warmen Raum zwischen 15 und 20 Minuten gehen lassen. Dann Eier dazugeben, Meersalz, Kümmel, Distelöl und mit etwa ½ l warmer Milch verrühren. Der Teig soll eher weich sein. Die Teigschüssel zudecken und den Teig gehen lassen, bis er sich verdoppelt hat. Dann kleine Brötchen formen. Diese auf ein mit Papier ausgelegtes Backblech legen und bei 200 °C 20 bis 25 Minuten backen. Noch heiß mit Butter bestreichen.

Hinweis

Wenn Sie den Teig in einer gefetteten Kastenform ungefähr 40 Minuten backen, bekommen Sie ein herrliches Weizenvollkornbrot.

1 kg Mehl ergibt etwa 40 Stück Brötchen. Diese lassen sich gut einfrieren. Selbstverständlich können Sie auch im Reformhaus Vollkornbrötchen für dieses Frühstück kaufen.

Mittag

Gefüllte Frühlingsrolle mit Zwiebeldip

Frühlingsrollenteig: 250 g Quark (Topfen) • 200 g Butter (Diätmargarine) • etwa 250 g Dinkel, sehr fein gemahlen • ½ TL Meersalz

Füllung: 200 g Zwiebel, gehobelt • ½ Weißkrautkopf, gehobelt • 150 g Karotten, fein gestiftelt • 1 EL Butter • Carissa • 200 g Käsewürfel • 1 Ei, geschlagen

Zwiebeldip: ⅛ l Sauermilch • 2 bis 3 EL Mayonnaise (fettarm) • 1 Zwiebel, fein geschnitten • einige Gewürzgurken, geschnitten

TIPP

Für die schnelle Küche kann auch ein tiefgekühlter Blätterteig verwendet werden.

Quark, Butter, Dinkelmehl und Meersalz vermischen und einen geschmeidigen Teig daraus arbeiten. Den Teig ausrollen, zusammenschlagen und kalt stellen. Diesen Vorgang dreimal wiederholen. Diese Masse ergibt eine große oder vier kleine Rollen. Den Teig auf eine Dicke von ½ cm ausrollen und mit einer Füllung belegen. Für die Füllung Zwiebel ohne Fett im Edelstahlkochtopf anrösten. Krauthobel sowie Karottenstifte dazugeben und im eigenen Saft ungefähr 15 Minuten dünsten und dann abtropfen lassen. Butter hinzufügen. Mit Carissa würzen. Käsewürfel unter die Füllung mischen. Die Masse wird auf dem Teig verteilt, zu Rollen geformt, auf ein nasses Blech gelegt und mit geschlagenem Ei bestrichen. Nun 30 bis 40 Minuten bei 200 bis 220 °C backen. Heizen Sie Ihren Backofen 10 Minuten vor, damit sich der Teig blättert. Die Frühlingsrollen mit einem Zwiebeldip servieren (für den Dip die angegebenen Zutaten vermischen).

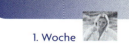

1. Woche

Abend

Brennnesselsuppe

1 l Wasser • 5 große Kartoffeln, in Scheiben geschnitten • 1 Zwiebel, geschnitten • 1 Lauch, in Scheiben geschnitten • 3 Handvoll Brennnesselspitzen • Carissa • 1 EL Schlagsahne

Wasser aufkochen, Kartoffeln, Zwiebel, Lauch dazugeben und 10 Minuten kochen. Dann die Brennnesselspitzen hineingeben und 3 Minuten ziehen lassen. Mit Carissa würzen. Schlagsahne zum Verfeinern unterrühren, mit dem Mixstab pürieren und sofort servieren.

TIPP
Bei diesem Rezept können Brennnesselspitzen durch Blattspinat ersetzt werden.

Freitag

Frühstück

Vollkornbrötchen und Tee

siehe Donnerstag

Verwenden Sie als Aufstrich Marmelade oder Honig – ganz nach Ihrem Geschmack.

Mittag

Reisbraten mit Lauch und Champignon an Tomatensauce

Reisbraten: 2 Tassen Reis • 4 Tassen Wasser • 2 Gemüsebrühwürfel

Füllung: 1 Zwiebel, fein geschnitten • 3 Stangen Lauch, fein geschnitten • 400 g Champignons, in Scheiben geschnitten • etwas Butter • Carissa • einige Käsewürfel zum Bestreuen

Tomatensauce: 1 Zwiebel, fein geschnitten • 1 Karotte, in Ringe geschnitten • 1 Stück Petersilienwurzel, fein gewürfelt • 1 Stück Sellerie, fein gewürfelt • ½ kg reife Tomaten • Meersalz • Carissa • etwas Honig • etwas Schlagsahne

Reis mit Wasser und Gemüsebrühwürfel dünsten. Die Hälfte der Reismasse in eine gefettete Auflaufform geben und mit Füllung belegen.

Füllung: Zwiebel, Lauch und Champignons dünsten, mit Butter und Carissa würzen. Diese Füllung auf die Reismasse geben und Käsewürfel darauf streuen. Die restliche Reismasse darüber verteilen und 40 Minuten bei Mittelhitze (ungefähr 180 °C) im Rohr backen und mit Tomatensauce servieren.

Für die Tomatensauce dünsten Sie Zwiebel, Karotte, Petersilienwurzel, Sellerie und die reifen Tomaten. Anschließend pürieren Sie die Sauce und würzen mit Meersalz, Carissa und etwas Honig. Verfeinern Sie die Sauce mit Schlagsahne.

Abend

Minestrone

1 Zwiebel, klein geschnitten • 1 l Wasser • 1 Liebstöckelzweig • 2 Kartoffeln, in Würfel geschnitten • 2 Karotten, in Scheiben geschnitten • 1 Handvoll grüne Bohnen, in 2 cm lange Stücke geschnitten • 2 Stangen Lauch, fein geschnitten • einige Vollkornnudeln • etwas rohen Spinat • etwas Brennnesselspitzen • einige Pilze, gedünstet • wenig Olivenöl • Carissa • Meersalz • Kräuter nach Geschmack zum Servieren • eventuell Parmesan

Die Zwiebel ohne Fett anrösten, mit Wasser aufgießen. Dazu Liebstöckel, Kartoffeln, Karottenscheiben, Bohnen, Lauch und Vollkornnudeln 10 Minuten kochen. Nachher rohen Spinat, Brennnessel und gedünstete Pilze dazugeben und 5 Minuten ziehen lassen. Mit Olivenöl, Carissa und Meersalz würzen. Mit Kräutern bestreuen und servieren. Eventuell Parmesan dazu reichen.

Samstag

Frühstück

Vollkornbrötchen mit Tee

siehe Donnerstag

1. Woche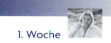

Mittag

Gemüsegulasch

2 Zwiebeln, geschnitten • 1 EL Paprikapulver • ¼ l Wasser • 4 Karotten, in Scheiben geschnitten • 1 Petersilienwurzel, geschnitten • ¼ Sellerie, klein geschnitten • 200 g grüne Bohnen, in 2 cm lange Stücke geschnitten • 4 bis 6 Kartoffeln, in Würfel geschnitten • 1 Tasse Lauch, geschnitten • 1 Tasse grüner Paprika • Knoblauch – nach Geschmack • Carissa • Meersalz • Muskat • Majoran • Kümmel • Tomatenmark • viel Petersilienkraut, geschnitten, zum Servieren

Zwiebeln ohne Fett anrösten. Paprikapulver dazugeben und sofort mit Wasser aufgießen. Dazu Karotten, Petersilienwurzel, Sellerie, grüne Bohnen, Kartoffeln dünsten. Dann Lauch und Paprika dazugeben und 5 Minuten ziehen lassen. Mit Knoblauch, Carissa, Meersalz, Muskat, Majoran, Kümmel und Tomatenmark würzen und mit viel geschnittener Petersilie servieren.

TIPP

Je feiner Sie die Kräuter schneiden, desto besser entfalten sie ihr Aroma.

Abend

Lauchcremesuppe

1 l Wasser • 5 Kartoffeln, in Scheiben geschnitten • 1 Zwiebel, geschnitten • 3 Stangen Lauch, in Scheiben geschnitten • 1 bis 2 Gemüsebrühwürfel • etwas Butter

Behalten Sie einige Lauchringe zum Servieren zurück. Wasser aufkochen, Kartoffeln, Zwiebel, Lauchstangen ins kochende Wasser geben und alles zusammen 10 Minuten kochen. Dann im Mixer pürieren, mit Gemüsebrühwürfel würzen, etwas Butter dazugeben und mit Lauch servieren.

Ihr persönlicher Ernährungsplan

Sonntag

Frühstück

Wahlweise Dinkelfladen oder Vollkornbrötchen mit Butter, Frischkäse oder Marmelade und Stoffwechseltee

siehe Montag oder Donnerstag

Mittag

Vorspeise: kleiner Rohkostteller mit Sanddornsauce, Fastenspeise der Buddhisten

> **TIPP**
> Legen Sie ganze Nüsse einen Tag vorher in Wasser.

Kleiner Rohkostteller: etwas grüner Salat • Tomaten, in Spalten • Gurken, in Scheiben • Paprika, in Streifen • Äpfel, in Würfel geschnitten • Zwiebel, in Ringe geschnitten • etwas Kresse • einige Nüsse (Walnüsse)

Sanddornsauce

1 Becher Joghurt • 2 EL Sanddornmus mit Honig • 1 TL Senf •
1 TL Meerrettich • Saft von ½ Zitrone • 1 TL Carissa •
etwas Pfeffer • Tamari • 1 EL Öl

Salat, Tomaten, Gurken, Paprika, Äpfel und Zwiebel nett auf einem Teller anrichten. Mit Kresse und Nüssen belegen. Dazu Sanddornsauce servieren. Dazu die Zutaten für die Sanddornsauce gut verrühren.

Hauptspeise: Fastenspeise der Buddhisten

Reis: 2 Tassen Vollkorn- oder Basmatireis • 4 Tassen Wasser •
1 Lorbeerblatt • Meersalz nach Geschmack

> **TIPP**
> Als Nachspeise empfehlen wir Bananencreme aus reifen Bananen, Magerquark, Joghurt und Schlagsahne.

Gemüse: 2 Zwiebeln, klein geschnitten • ½ Tasse Wasser • 3 Karotten, in Scheiben geschnitten • 300 g Champignons in Scheiben • 300 g Brokkoli • Tamari • Carissa • 1 EL Butter • 1 Tasse Sojakeime • 1 Tasse Bambussprossen • 1 Tasse grüne Paprika in Scheiben

Reis mit Wasser und Lorbeerblatt aufkochen und auf kleinster Stufe 40 bis 50 Minuten quellen lassen. Brokkoli separat kochen. In einem weiteren Topf Zwiebeln ohne Fett anrösten und mit Wasser aufgießen. Karotten dazugeben und drei Minuten dünsten. Dazu Champignonscheiben geben und 5 Minuten weiter garen. Nachher den bereits gekochten Brokkoli dazugeben. Mit Tamari und Carissa würzen und Butter dazugeben. Sojakeime, Bambussprossen und Paprika dazugeben und wieder 5 Minuten ziehen lassen. Gemüse mit dem Reis servieren.

Abend

Vollkornbrot und Tee

Vollkornbrot entweder im Reformhaus erwerben oder selbst backen (siehe Donnerstag, Frühstück) • Frischkäse oder Weichkäse • grüner Paprika • Cocktailtomaten • frische Kresse

Dazu trinken Sie heißen Tee.

2. Woche

Frühstück

Montag

Warmes Dinkelmüsli

½ Tasse oder 100 g Dinkelmehl • 1 bis 1 ½ Tassen Wasser • 1 EL Ahornsirup • 2 EL kaltgepresstes Sonnenblumenöl • 1 EL Walnüsse oder Haselnüsse, gerieben • 1 EL Sonnenblumenkerne • 1 mittlerer bis großer Apfel • 1 EL Rosinen, gewaschen • 3 EL Sahne

> **TIPP**
>
> *Süßen Sie das Dinkelmüsli ganz nach Geschmack und verwenden Sie auch ruhig einen Apfel mehr.*

Das Dinkelmehl wird mit dem Wasser zu einem dicken Brei gekocht. Bitte gut umrühren, von der Herdplatte nehmen, das Öl einrühren. Nachher alle anderen Zutaten dazugeben und zum Schluss den Apfel hineinreiben. Verfeinert wird das Müsli durch Zugabe der Sahne.

Mittag

Auberginen in Rahmsauce mit Kartoffelpüree

1 Zwiebel, klein geschnitten • 3 EL Wasser • 800 g Auberginen, in 1 cm dicke Scheiben geschnitten • etwas Zitronensaft • Carissa • Crème fraîche zum Verfeinern

Zwiebel ohne Fett anrösten. Mit Wasser ablöschen. Auberginen dazugeben und 10 Minuten dünsten. Mit Zitrone und Carissa würzen, mit Crème fraîche verfeinern.

Kartoffelpüree: 700 g mehlig kochende Kartoffeln • 1 ½ bis 2 Tassen heiße Milch • etwas Muskat • Carissa • Butter nach Bedarf

Kartoffeln schälen, kochen und pürieren. Mit heißer Milch abschlagen, mit etwas Muskat und Carissa würzen. Zum Schluss Butter nach Bedarf einrühren.

Abend

Gemüsebrühe mit Kräuterknödeln

Gemüsebrühe: siehe 1. Woche, Dienstag, Abend

Kräuterknödel: 300 g Knödelbrot (trockenes Brötchen in etwa 1 cm große Würfel geschnitten) • 1 Tasse Weizenkleie • 3 EL Weizen, gemahlen • 2 EL Zwiebeln, fein gehackt • Kräuter (tiefgekühlte Kräutermischung) • 1 TL Carissa • 1 TL Tamari • Muskatnuss nach Geschmack • 2 Eier • etwas warme Milch

Knödelbrot, Weizenkleie, Weizenmehl, Zwiebel, Kräutermischung, Carissa, Tamari, Muskatnuss und Eier in eine Schüssel geben und mit warmer Milch einen Teig zubereiten. Kleine Knödel formen und in der Gemüsebrühe 10 bis 15 Minuten kochen.

Dienstag

Frühstück

Vollkornbrot mit Magerkäse und Tee

Vollkornbrot (selbst gebacken, siehe 1. Woche, Donnerstag oder aus dem Reformhaus) • wenig Butter • etwas Magerkäse • eventuell 1 frischer grüner Paprika • frische Gartenkräuter wie Schnittlauch, Kresse oder Petersilie • *Tee:* siehe „Stoffwechseltee"

Das Vollkornbrot mit Butter und Magerkäse belegen. Dazu essen Sie frischen grünen Paprika, aber nur, wenn Sie Paprika mögen. Wir emp-

> **INFO**
> *Knödelbrot ist trockenes Brötchen in etwa 1 cm große Stücke gewürfelt.*

2. Woche

fehlen Ihnen frische Gartenkräuter, auf ein Butterbrot gestreut. Dazu wird der Stoffwechseltee getrunken.

Mittag

Kartoffelauflauf mit Käsesauce

1 kg Kartoffeln • 250 g Spinatblätter • 200 g Brennnesselspitzen • etwas Butter • 1 Knoblauchzehe, zerdrückt • Muskat • Carissa

TIPP
Wer keinen Spinat mag, kann auch frische Salbeiblätter aus dem Garten verwenden.

Kartoffeln kochen. Dann erst schälen und in ½ cm dicke Scheiben schneiden. Diese in eine dünn gefettete Form geben. Darauf folgt eine Lage Kartoffel, eine Lage gedünsteter Spinat und Brennnessel mit Butter, Knoblauch, Muskat und Carissa gewürzt und wieder eine Lage Kartoffeln. Den Kartoffelauflauf bei 180 °C 15 Minuten backen, dann die Käsesauce darübergeben und den Auflauf weitere 10 Minuten überbacken.

Käsesauce: 2 EL Weizen, fein gemahlen • ½ l kaltes Wasser • 1 Lorbeerblatt • Carissa • Muskat • 1 TL Tamari • etwas Butter • ¼ l Sauerrahm • ⅛ l Sahne • 2 Eigelb • 250 g Käsewürfel

Zur Herstellung der Käsesauce Weizenmehl ohne Fett anrösten und mit Wasser aufgießen. Lorbeerblatt hinzugeben. Mit Carissa, Muskat, Tamari und Butter würzen. Die Herdplatte abschalten und Sauerrahm, Sahne und Eigelb unterrühren. Zum Schluss Käsewürfel einrühren. Das Lorbeerblatt wieder entfernen.

Abend

Hirsenockerlsuppe oder überbackener Chicoree mit Sauce Tatare

Hirsenockerl: 2 Eier • Carissa • 1 EL Milch • Hirsemehl nach Bedarf • Kräuter, fein geschnitten • 1 ½ l Gemüsebrühe

Überbackener Chicoree: 4 Stück Chicoree • 1 Tasse Wasser mit wenig Essig und 1 Prise Salz • 100 g Käse • bei Fleischhunger:

100 g Schinken, in Streifen geschnitten • 1 EL Mehl zum Panieren •
1 Ei zum Panieren • 1 EL Semmelbrösel zum Panieren • 2 EL Olivenöl

Petersilienkartoffeln: 8 mittelgroße Kartoffeln • 1 TL Meersalz •
2 EL frische Petersilie, klein geschnitten

Sauce Tartare: ⅛ l Majonnaise (mit möglichst wenig Fett) •
¼ l Sauerrahm • Carissa • etwas Salz • 1 TL kaltgepresstes
Sonnenblumenöl • Schnittlauch, klein geschnitten

Hinweis
Sauce Tartare gibt es auch im Reformhaus.

TIPP
Zerreiben Sie ein paar Pfefferminzblätter mit den Fingern und geben Sie dieses Pulver zur Sauce Tartare.

Für die Zubereitung der Hirsenockerl Eier schlagen, mit Carissa würzen und mit Milch, Hirsemehl sowie Kräutern zu einem nicht zu festen Teig rühren. 30 Minutren rasten lassen. In die kochende Gemüsebrühe werden Hirsenockerl mit einem Teighobel hineingerieben.

Während die Hirsenockerl ruhen, schneiden Sie vom geputzten Chicoree den bitteren Kegel unten heraus. Den ganzen Chicoree kurz in Essig-Salzwasser dünsten, abtropfen lassen, halbieren und mit Käse, bei Appetit auf Fleisch auch mit Schinkenstreifen belegen. Die so vorbereiteten Chicoreehälften in Mehl, Eier und Semmelbröseln wenden und in Olivenöl backen. Dazu reichen Sie Petersilienkartoffeln und Sauce Tartare. Diese bereiten Sie so zu: Majonnaise mit Sauerrahm glatt rühren, mit Carissa, etwas Salz und Sonnenblumenöl würzen. Schnittlauch vor dem Servieren darüber streuen.

Mittwoch

Frühstück

Dinkelfladen mit Tee
siehe Woche 1, Montag

Mittag

Kartoffel-Champignonsuppe und Topfenpalatschinken

1 Zwiebel, fein gerieben • 200 g Champignons, geschnitten • wenig
Carissa • 3 Kartoffeln, klein gewürfelt • 1 l Wasser • etwas Butter •
Majoran • 2 EL Lauchringe, fein geschnitten

2. Woche

Zwiebel ohne Fett kurz anrösten, geschnittene Champignons dazugeben. Mit wenig Carissa würzen und 2 Minuten dünsten. Nachher Kartoffelwürfel dazugeben, mit Wasser aufgießen und 10 Minuten leicht kochen. Mit Butter, Carissa, Majoran und Lauch würzen.

Topfenpalatschinken: ½ l Milch • 2 bis 3 Eier • 1 Prise Meersalz • nach Bedarf Dinkelmehl, fein gemahlen • etwas Butter

Topfenfüllung: 100 g Butter • 3 EL Honig • 1 Vanillestange • ½ kg Topfen (Quark) • 2 Eigelb

Milch zum Überbacken; ¼ l Schlagsahne • ½ Tasse Milch • 1 EL Ahornsirup

INFO
Vanillestange verwenden Sie so: Der Länge nach aufschneiden und die Vanillemasse mit der Messerspitze herausholen.

Milch mit Eiern und etwas Meersalz kräftig rühren. So viel Dinkelmehl dazu rühren, dass die Masse weiterhin flüssig ist. 30 Minuten rasten lassen. In einer heißen Pfanne mit wenig Butter dünne Palatschinken herausbacken und füllen. Für die Topfenfüllung Butter mit Honig und geschnittener Vanillestange schaumig rühren, Topfen und Eigelb dazugeben. Zum Überbacken einfach Milch, Schlagsahne und Ahornsirup gut verrühren. Die mit Topfen gefüllten Palatschinken werden in eine Auflaufform gegeben, mit der Sahnemilchmischung übergossen und 15 Minuten überbacken.

Abend

Hafercremesuppe

4 EL Hafer, fein gemahlen, oder feine Haferflocken • 1 l Wasser • 1 Knoblauchzehe, zerdrückt • Carissa • 1 EL Sauerrahm • Petersilie

TIPP
Zur Hafercremesuppe reichen Sie pro Person eine Scheibe Vollkornbrot hauchdünn mit Butter.

Hafermehl oder -flocken ohne Fett kurz anrösten, mit Wasser aufgießen und aufkochen. Mit Knoblauch, Carissa, Sauerrahm und viel Petersilie würzen.

Ihr persönlicher Ernährungsplan

Donnerstag

Frühstück

Vollkornbrötchen mit Butter und Marmelade und Stoffwechseltee

siehe 1. Woche, Donnerstag

Mittag

Nudelauflauf mit Gemüse, Käse und Rahmsauce

1 Tasse Sojaspiral- oder helle Dinkelspiralnudeln • $\frac{1}{2}$ l Wasser • 1 EL Öl • Carissa • 1 Zwiebel, klein geschnitten • 4 Karotten, in Scheiben geschnitten • 2 Paprika, in Streifen geschnitten • 100 g Käse (Gouda) • 2 Tomaten, in Scheiben geschnitten

Rahmsauce: $\frac{1}{4}$ l Sauerrahm • 2 Eigelb • 100 g grob gehackte Nüsse • 1 TL Carissa • 1 Kopf grüner Salat

Sojaspiral- oder helle Dinkelspiralnudeln mit wenig Wasser, Öl und Carissa aufkochen und 7 Minuten ziehen lassen. Die Zwiebel ohne Fett anrösten. Karottenscheiben dazugeben und 3 Minuten dünsten. Paprikascheiben daruntermischen. Nudeln und Gemüse abwechselnd in eine gefettete Auflaufform schichten. Obenauf eine Lage Käse und darüber ein paar Tomatenscheiben verteilen. Die Rahmsauce vorbereiten, indem Sie alle Zutaten dafür gut vermischen. Rahmsauce über die Nudelmasse gießen und 20 Minuten bei Mittelhitze (180 °C) backen. Mit grünem Salat servieren.

Nachspeise: Schoko-Nuss-Pudding: $\frac{3}{4}$ l Milch • 2 EL Honig • 2 EL Ahornsirup • 2 EL Haselnussmus • 2 EL gehackte Nüsse • 2 EL Ovomaltine • 1 TL Agar-Agar • etwas Schlagsahne • Früchte zum Verzieren

Hinweis
Wenn Sie nicht so viel Zeit haben, können Sie auch Puddingpulver aus dem Reformhaus verwenden.

Milch erhitzen, Honig, Ahornsirup, Haselnussmus, gehackte Nüsse, Ovomaltine und Agar-Agar einrühren und aufkochen. Das Ganze in ausgespülte (Pudding-)Formen gießen und erkalten lassen. Mit Schlagsahne und Früchten verziert servieren.

2. Woche

Abend

Vollkornbrot mit Butter oder Frischkäse
und/oder Putenschinken mit Tee

siehe Woche 1, Donnerstag

Frühstück

Freitag

Frischkornmüsli-Hafer und Erdbeermilch

1 Tasse Hafer, gemahlen • etwa 1 ½ Tassen Wasser • etwas Ahornsirup • etwas Sesam • 1 oder 2 Äpfel, geschnitten • Schlagsahne nach Geschmack

Hafermehl mit Wasser nach Bedarf zu einem nicht zu festen Brei anrühren, 30 Minuten quellen lassen. Mit Ahornsirup süßen, etwas Sesam dazugeben. Apfelstücke und Schlagsahne dazugeben.

Erdbeermilch: 200 g Erdbeeren • 1 l Butter- oder Sauermilch

Erdbeeren mit Butter- oder Sauermilch mixen. Die Erdbeermilch wird zum Müsli getrunken.

TIPP

Wer ein kaltes Getränk am Morgen nicht mag oder nicht verträgt, trinkt Stoffwechseltee.

Mittag

Kartoffel-Nuss-Krapfen oder gebratenes Fischfilet mit Karottenrahm-Gemüse, Nachspeise: Apfel Crumble

Kartoffel-Nuss-Krapfen: 750 g mehlig kochende Kartoffeln • 1 EL Butter • 3 bis 4 EL Dinkel, fein gemahlen • 2 Eier • Kräutersalz • 1 Prise Muskatnuss, gemahlen • Knoblauchpulver • Koriander • Majoran • 1 Zwiebel, fein geschnitten • 2 EL Sellerie, gerieben • 100 g Hasel- oder Walnüsse, gehackt • wenig Öl

Kartoffeln kochen, dann erst schälen und noch heiß durch die Kartoffelpresse drücken. Butter, Dinkelmehl, Eier dazu und mit Kräutersalz, Muskat, Knoblauchpulver, Koriander und Majoran würzen. Weiter geben wir noch Zwiebel, geriebene Sellerie und Hasel- oder Walnüsse dazu. Alles zusammen mischen, Laibchen formen, in wenig Öl braten oder am Blech grillen.

Ihr persönlicher Ernährungsplan

TIPP

Besonders bekömmlich sind Filets vom Victoriabarsch, Heilbutt oder Zander. Es können aber auch Schollenfilets genommen werden.

Gebratenes Fischfilet: 700 bis 800 g Fischfilet • Saft von 1 Zitrone • Dinkelvollwertmehl zum Panieren • 2 EL Butter • etwas Meersalz • etwas Pfeffer

Fischfilets heiß waschen und mit Küchenrollpapier abtupfen, mit Zitronensaft beträufeln, in Dinkelvollwertmehl wenden, langsam in der Pfanne mit Butter braten. Die Filets werden während des Bratens gesalzen und eventuell leicht gepfeffert.

Karottenrahm-Gemüse: 1 Zwiebel, klein geschnitten • 1 Tasse Wasser • 500 g Karotten, klein geschnitten • 1 EL Dinkel, fein gemahlen • 1 Tasse Brennnesselspitzen oder Spinat • Carissa • Petersilie nach Bedarf • etwas Sahne

Hinweis

Wird Fisch serviert, können dazu Petersilienkartoffeln gereicht werden.

Zwiebel ohne Fett anrösten. Mit Wasser aufgießen und Karottenscheiben dazugeben. 5 Minuten dünsten. Mit Dinkelmehl binden. Brennnesselspitzen oder Spinat dazugeben. Mit Carissa, Petersilie und Sahne verfeinern.

Nachspeise: Apfel Crumble: 150 g Butter • 150 g Birnex (auch Ahornsirup oder Agavensirup) • 1 Prise Meersalz • 300 g Weizen oder Dinkel, grob geschrotet • 1 kg Äpfel, klein geschnitten

TIPP

Verwenden Sie die Früchte je nach Saison, also auch Marille oder Pflaumen.

Aus Butter, Birnex, Meersalz und Weizen- oder Dinkelschrot einen Bröselteig kneten. Apfelstücke in eine gut gefettete Form geben. Den Bröselteig darübergeben und 40 bis 50 Minuten bei 200 °C backen.

Abend

Gemüsebrühe mit Sojaschnitten

TIPP

Für dieses Gericht brauchen Sie vorbereitete Gemüsebrühe (1. Woche, Dienstag)!

Sojaschnitten: 3 EL Sojagranulat (aus dem Reformhaus) • 1 Tasse heiße Gemüsebrühe • 2 Eier • Petersilie, klein geschnitten • 1 Zwiebel, klein geschnitten • Carissa nach Geschmack • kleine Scheiben Weizenvollkornbrot • wenig Öl

Sojagranulat mit heißer Gemüsebrühe übergießen und 1 Stunde quellen lassen. Dann mit Eiern, Petersilie, Zwiebel und Carissa nach Ge-

2. Woche

schmack verrühren. Diese Masse auf kleine Scheiben Weizenvollkornbrot streichen und im Rohr toasten oder in wenig Öl backen. Die Schnitten werden sofort in die erhitzte Gemüsebrühe eingelegt und serviert.

Frühstück

Vollkornbrot mit Belag

Vollkornbrot siehe 1. Woche, Donnerstag, oder Reformhaus •
Belag nach Wunsch und Stoffwechseltee

Samstag

Mittag

Rohkostteller und Buchweizen-Spinat-Omelette mit Käse-Walnuss-Sauce

Rohkostteller: 200 g Vollkornnudeln • wenig Salz • 2 Karotten, fein geschnitten • 1 Tasse Maiskörner • 1 Tasse Erbsen • 3 Tomaten, in Spalten geschnitten • 1 grüner Salatkopf

Vollkornnudeln mit wenig Salz al dente kochen und abkühlen lassen. Karotten, Maiskörner, Erbsen, Tomatenspalten dazugeben und auf grünem Salat mit milder Salatsauce servieren.

Salatsauce: ¼ l Sauermilch • 3 bis 4 EL Mayonnaise • Carissa • wenig Salz

Sauermilch mit Mayonnaise gut verrühren, würzen nach Geschmack mit Carissa und wenig Salz.

Buchweizen-Spinat-Omelette: 120 g Dinkel, fein gemahlen • 120 g Buchweizen, fein gemahlen • 3 Eier • ½ TL Meersalz • etwas Muskat • etwa ¼ l Milch • 200 g Spinat, grob geschnitten • 50 g Brennnesselspitzen, grob geschnitten • 2 Blätter Salbei, grob geschnitten

Dinkel- und Buchweizenmehl, Eigelb, Meersalz, Muskat und Milch gut verrühren. Dann Schnee von 3 Eiweiß, Spinat, Brennnesselspitzen sowie Salbei dazugeben und köstliche Omeletts backen.

TIPP

Vor dem Omelette empfehlen wir einen Rohkostsalat mit einer Sauce aus Sauermilch und Mayonnaise. Die Zutaten für den Salat wählen Sie je nach Angebot der Saison.

Käse-Walnuss-Sauce: ¼ l Carissa-Brühe (= ¼ l Wasser mit 1 ¼ bis 1 ½ TL Carissa, je nach Geschmack) • 1 EL Dinkel, fein gemahlen •1 Becher Sauerrahm • 200 g Bergkäse, gerieben • 150 g Walnüsse, gehackt

Carissa-Brühe mit Dinkelmehl aufkochen, Herdplatte abschalten. Sauerrahm dazu. Bergkäse und Walnüsse einrühren und zu den Omeletts servieren.

Abend

Petersiliencremesuppe

Hinweis

Wenn Sie kein Freund von Petersilie sind, lässt sich die Suppe leicht abwandeln und durch (fast) jedes andere Gemüse ersetzen, beispielsweise durch Pilze.

1 Zwiebel, fein geschnitten • 1 l Wasser • 2 Petersilienwurzeln, geschnitten • 2 Kartoffeln, in Scheiben geschnitten • frische Petersilie, geschnitten • Carissa nach Geschmack • 1 Prise Meersalz • 3 EL Schlagsahne

Zwiebel ohne Fett anrösten. Mit Wasser aufgießen. Petersilienwurzeln und Kartoffelscheiben dazugeben und 15 Minuten kochen. Mit viel geschnittenem frischem Petersiliengrün, Carissa nach Geschmack, Meersalz und Schlagsahne würzen und alles zusammen mixen.

Sonntag

Frühstück

Milchbrot und Tee

1 kg Dinkel, fein gemahlen • 1 Prise Salz • 300 g Rosinen • 300 g erwärmte Butter • 250 g Honig • 2 Eigelb • 2 Eier • 40 g Trockenhefe • Schale von einer ungespritzten Zitrone, gerieben • 1 Vanillestange, entmarkt • ½ l warme Milch • 1 Eiweiß, geschlagen zum Bestreichen • 2 Tassen Walnüsse, grob gehackt

Dinkelmehl in eine Schüssel geben. Salz, Rosinen, Butter sowie Honig dazugeben. Dann der Reihe nach Eigelb, Eier, Trockenhefe, geriebene Zitronenschale und Vanille hinzufügen, mit warmer Milch verrühren. Den Teig rühren, bis sich Blasen bilden. Einen Zopf flechten, an einer warmen Stelle gehen lassen, mit steifem Eiweiß bestreichen und

2. Woche

45 Minuten bei Mittelhitze backen. Man kann in diesen Teig Walnüsse geben.

Wenn Sie mal keine Lust zum Backen haben: Milchbrot bekommen Sie auch in Ihrem Reformhaus.

TIPP
Der Teig eignet sich auch, um daraus kleine Brötchen oder Zöpfchen zu formen.

Mittag

Waldsauce mit Serviettenknödel und Rotkraut, Nachspeise: Hirsenachtisch

Waldsauce: ½ l Wasser • 2 EL Apfelessig • 1 Karotte, 1 Petersilienwurzel mit Grün, 1 Scheibe Sellerie, 2 Zwiebeln, 2 Stangen Lauch (alles fein geschnitten) • 1 Lorbeerblatt • 5 bis 7 Wacholderbeeren • 5 bis 7 Pfefferkörner • 1 EL Preiselbeermarmelade • etwas Zitronensaft • 1 Prise Meersalz • etwas Thymian • 2 EL Weizenmehl

Wasser mit Apfelessig aufkochen, dann das fein geschnittene Gemüse dazugeben und 20 Minuten kochen. Dabei in einem Leinensäckchen folgende Gewürze mitkochen: Lorbeerblatt, Wacholderbeeren und Pfefferkörner. Nach dem Kochen das Leinensäckchen entfernen und den Gemüsesud pürieren. Mit Preiselbeermarmelade, Zitronensaft, Meersalz und Thymian würzen. Weizenmehl einrühren und alles noch einmal aufkochen.

Serviettenknödel: 500 g Vollkornknödelbrot • Muskatnuss • Carissa • 2 bis 3 Eier • ½ l heiße Milch • Servietten

Vollkornknödelbrot mit Muskat und Carissa würzen. Zusammen mit den Eiern und heißer Milch einen Knödelteig zubereiten. Diesen Teig in eine Stoffserviette füllen, an beiden Enden gut zubinden und in Wasser kochen, bis die Masse gar ist.

Rotkraut: 1 Zwiebel, geschnitten • 1 EL Birnex • 2 Äpfel, gehobelt • 1 kleiner Kopf Rotkraut, fein geschnitten • 1 Tasse Wasser • ½ TL Kümmel, gemahlen • etwas Butter • 1 Prise Meersalz • etwas Carissa • etwas Zitronensaft

INFO
Birnex ist ein Birnendicksaft. Sie können aber auch andere Dicksäfte verwenden.

Zwiebel ohne Fett anrösten. Birnex und Apfelhobel dazugeben. 2 Minuten dünsten. Fein geschnittenes Rotkraut, Wasser und Kümmel dazugeben und etwa 20 Minuten weich dünsten. Mit Butter, Meersalz, etwas Carissa und Zitronensaft abschmecken.

Nachspeise: Hirsenachtisch mit Fruchtsauce: 150 g Hirse, heiß gewaschen • ½ l kochendes Wasser-Milchgemisch • etwas Schlagsahne • Kürbiskerne zum Verzieren

Hirse in kochendes Wasser-Milchgemisch einstreuen, aufkochen und 30 Minuten zugedeckt quellen lassen. In Glasschalen verteilen, mit Fruchtsauce übergießen und mit Schlagsahne und Kürbiskernen verzieren.

Fruchtsauce: 2 Äpfel, gerieben • Saft von 3 Orangen • 2 Bananen, zerdrückt • Ahornsirup

Geriebene Äpfel mit Orangensaft vermischen, zerdrückte Bananen unterrühren und mit Ahornsirup abschmecken.

Abend

Selleriecremesuppe

1 Zwiebel • 1 l Wasser • 1 Sellerie, in Scheiben geschnitten •
3 Kartoffeln, in Scheiben geschnitten • Carissa • Meersalz •
Schlagsahne zum Verfeinern

Zwiebel ohne Fett anrösten. Mit Wasser aufgießen. Sellerie- und Kartoffelscheiben dazugeben, 20 Minuten kochen und nachher mixen. Mit Carissa und Meersalz würzen und Schlagsahne zum Verfeinern einsetzen.

3. Woche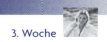

3. Woche

Frühstück **Montag**

Grahambrötchen und Tee

Tee: siehe „Stoffwechseltee"

450 g Dinkel, fein gemahlen • 100 g Haferflocken • 1 Päckchen Trockenhefe • ½ l Mineralwasser oder Molke • 1 TL Meersalz

Dinkelmehl, Haferflocken, Trockenhefe, Mineralwasser oder Molke und Meersalz mischen und gut kneten. Den Teig zugedeckt an einem warmen Ort rasten lassen, bis er sich verdoppelt hat. Nochmals kneten und eine Rolle formen, in 20 Schnitten teilen, aus jeder Schnitte ein Brötchen formen und wieder gehen lassen. Im vorgeheizten Backofen 25 bis 30 Minuten bei Mittelhitze backen. Grahambrötchen können Sie natürlich auch im Reformhaus besorgen.

TIPP

Stellen Sie während des Backens eine kleine Schale mit Wasser in das Rohr. So werden die Brötchen nicht zu trocken.

Mittag

Endiviencocktail und Lasagne

Endiviencocktail: 150 g Endiviensalat, fein geschnitten • 2 Orangen, enthäutet, in halbierte Spalten geschnitten • 2 EL Sonnenblumenkerne

Endivien und Orangenspalten vermischen. Sonnenblumenkerne und Salatsauce darüber verteilen.

Salatsauce: ⅛ l Schlagsahne • Saft von ½ Zitrone • Carissa nach Geschmack • 2 EL Ahornsirup

Alle Zutaten gut verrühren.

Lasagne: 1 Packung Lasagneblätter (vorgekocht) • 1 Zwiebel, klein geschnitten • 3 Karotten, länglich geschnitten • 1 Tasse Gemüsebrühe

Ihr persönlicher Ernährungsplan

TIPP

Statt der Gemüsefüllung kann auch eine Fleischragoutfüllung verwendet werden.

• 4 Stangen Lauch, in Ringe geschnitten • 3 Paprika, geschnitten • 1 Knoblauchzehe, zerdrückt • Muskat • etwas Curry • Kräutersalz • Oregano • etwa ¾ l passierte Tomaten

Zwiebel ohne Fett anrösten. Karottenschnitzel und Gemüsebrühe hinzugeben und leicht dünsten. Lauch und Paprika dazufügen und weiterdünsten. Mit Knoblauch, Muskat, ein wenig Curry, Kräutersalz und Oregano würzen. Passierte Tomaten dazugeben.

Bechamelsauce: 2 EL Dinkelmehl • 1 l Milch • 200 g Käsewürfel (zum Beispiel Pizzakäse)

Dinkelmehl ohne Fett anrösten. Mit Milch aufgießen, aufkochen und Käsewürfel darunter mischen.

Zubereitung: Der Boden einer gefetteten Auflaufform wird mit etwas Bechamelsauce bedeckt. Darauf legen Sie eine Schicht Lasagneblätter. Dann folgt eine Schicht Tomatensauce mit Gemüse, wieder Lasagneblätter, Bechamelsauce, eine Schicht Tomatensauce mit Gemüse und so weiter. Auf die oberste Schicht, bestehend aus einer Lage Lasagneblätter, die mit Bechamelsauce abgedeckt wird, werden Butterflocken verteilt. Bei 200 °C im Backrohr 30 bis 45 Minuten backen.

Abend

Frühlingskräutercremesuppe

1 Zwiebel, klein geschnitten • 1 l Wasser • 4 Kartoffeln, in Scheiben geschnitten • etwas Kümmel • 1 Lorbeerblatt • Meersalz • Carissa • ⅛ l Schlagsahne • 3 EL Kräuter, fein gewiegt (Brennnessel, Löwenzahn, Schafgarbe, Sauerampfer, Gänseblümchen und Schnittlauch)

Zwiebel ohne Fett anrösten. Mit Wasser aufgießen. Kartoffelscheiben dazugeben, mit etwas Kümmel und dem Lorbeerblatt 15 Minuten kochen. Dann das Lorbeerblatt entfernen, die Suppe pürieren. Meersalz, Carissa und Schlagsahne zum Abschmecken verwenden. Die Kräuter kurz vor dem Servieren darunter geben.

3. Woche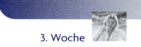

Dienstag

Frühstück

Warmes Dinkelmüsli

Siehe 2. Woche, Montag

Mittag

Gemüseschnitzel mit Sauce Orientale, Nachtisch: Bananensauermilch

Gemüseschnitzel: 2 Tassen Milch • 3 Eier • Kräutersalz • Muskat • Tamari • Carissa • 1 bis 2 Tassen Dinkelmehl • verschiedene Gemüse – je nach Jahreszeit (Karotten, Zwiebel, Kraut, Fisolen, Blumenkohl, Lauch, Spinat, Paprika, Brokkoli, Mais), geschnitten • Kräuter der Saison • wenig Fett

Milch, Eier, Kräutersalz, Muskat, Tamari, Carissa, gut verrühren. Dinkelmehl dazugeben und 30 Minuten rasten lassen. Verschiedene Gemüse kernig gedünstet und abgetropft hineingeben. Lauch, Spinat, Paprika und Kräuter immer roh dazugeben. Das Gemüse locker unter die Teigmasse heben und in der Pfanne handtellergroße Schnitzel mit wenig Fett backen.

TIPP

Im Winter verwenden Sie eine Kräutermischung aus der Tiefkühltruhe.

Sauce Orientale: 1 kleine Zwiebel, klein geschnitten • 2 EL Petersilie, klein gehackt • 1 Knoblauchzehe, gepresst • 1 TL Kräutersalz • 2 TL Zitronensaft • 1 TL süßer Senf • 1 TL Carissa • 1 Prise Muskat • 1 Prise Curry • 1 TL Tomatenketchup • 1 TL Salatgewürz • ½ TL Tamari • 0,2 l Schlagsahne

Alle Zutaten mixen, bis die Sauce cremig wird.

Kabinettpudding: 5 altbackene Brötchen (oder die gleiche Menge in Würfel geschnittenes Biskuit) • ¼ l warme Milch • 2 Packungen Vanillezucker • 4 Eier • 100 g Honig • 1 Prise Zimt • 3 Äpfel, geschnitten • 70 g Rosinen • 70 g Haselnüsse

Altbackene Brötchen oder Biskuitwürfel mit warmer Milch, Vanille, Eiern, Honig und Zimt übergießen. Mit Apfelschnitten, Rosinen und

Haselnüssen abwechselnd in eine (Rehrücken-) Form drücken und 30 bis 40 Minuten bei 180 °C backen. In Schnitten schneiden und mit Bananensauermilch servieren.

Bananensauermilch: 1 l Sauer- oder Buttermilch • 4 Bananen • 1 Prise Zimt • Die Zutaten gut mixen.

Abend

Zwiebel-Champignonschnitte

150 g Butter • 150 g Quark (Topfen) • 200 g Dinkel, fein gemahlen • 1 Ei • 1 Prise Meersalz • 700 g Zwiebeln, klein geschnitten • 500 g Champignons, in dünne Scheiben geschnitten • 150 g Käse, gewürfelt • Petersilie zum Bestreuen

Butter, Quark, Dinkelmehl, Ei und Meersalz zu einem schnellen Blätterteig verrühren. Die Teigmasse ½ Stunde kalt stellen. Dann auswalken, bis der Teig etwa ½ cm hoch ist, und auf ein nasses Blech geben oder in eine nasse Backform. 15 Minuten vorbacken. In der Zwischenzeit die Zwiebeln ohne Fett anrösten, Champignons dazugeben und mit Carissa gewürzt dünsten. Gut abgetropft auf den Teig geben und alles zusammen weitere 20 Minuten backen. Zum Schluss Käsewürfel über die Masse geben, nochmals mit Carissa und Petersilie würzen und backen, bis der Käse zerlaufen ist.

Mittwoch

Frühstück

Joghurt-Kleie-Brot mit Auflage nach Wahl und Tee

500 g Dinkel, fein gemahlen • 1 Tasse Kleie • ¼ l warme Milch • 1 Becher Joghurt • 2 EL Distelöl • 1 Ei • 1 TL Meersalz • 1 Päckchen Trockenhefe

Alle Zutaten zusammen in eine Schüssel geben und mit dem Mixer fest kneten. Den Teig in eine gefettete Kastenform geben, abdecken und gehen lassen. 40 Minuten bei Mittelhitze backen. Kleie braucht eine Menge Flüssigkeit zum Quellen, daher viel Tee dazu trinken!

3. Woche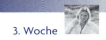

Mittag

Dinkellaibchen mit buntem Gemüse und Schnittlauchsauce

Dinkellaibchen: 300 g Dinkelschrot • 100 g Dinkel, ganz • 0,6 l Hefebrühe, kochend • 2 Eier • 1 Zwiebel, klein geschnitten • 2 Knoblauchzehen, zerdrückt • 1 TL Carissa • 1 TL Kräutermischung • wenig Öl

Dinkelschrot und Dinkel in kochende Hefebrühe einrühren, aufkochen, zudecken und sofort abschalten. 1 bis 2 Stunden quellen lassen. Dann mit Eiern, Zwiebel, Knoblauch, Carissa und Kräutermischung gut durchkneten, kleine Laibchen formen und in wenig Öl braten.

Buntes Gemüse: 250 g Karotten, in Scheiben geschnitten • Carissa • 300 g Lauch, in Ringe geschnitten • 300 g Blumenkohl • Butter

Karottenscheiben knackig, Lauchringe zart, Blumenkohlröschen leicht dünsten. Mit Carissa und Butterflocken würzen.

TIPP

Im Bunten Gemüse kann statt Blumenkohl auch Brokkoli verwendet werden.

Schnittlauchsauce: 1 Zwiebel, klein geschnitten • ¼ l Hefebrühe (Carissa mit Wasser) • 2 Kartoffeln, in Scheiben • 1 EL Butter • 1 EL Sauerrahm • Muskat • Carissa • 1 Bund Schnittlauch

Zwiebel ohne Fett anrösten. Mit Hefebrühe aufgießen. Kartoffelscheiben dazugeben und 10 Minuten kochen. Mit Butter, Sauerrahm, Muskat und Carissa würzen und alles mixen. Mit viel klein geschnittenem Schnittlauch servieren.

Hinweis

Vieles können Sie natürlich auch fertig kaufen. Dazu gehören die Puddings, Brötchen oder auch Saucen, etwa die Schnittlauchsauce.

Abend

Avocadocremesuppe, dazu Zwiebelbrötchen

Avocadocremesuppe: 1 Zwiebel, klein geschnitten • 1 l Wasser • 4 Kartoffeln, in Scheiben • 2 bis 3 Avocado, geschält und entsteint • Carissa • Zitrone • Pfeffer • 2 EL Schlagsahne

Zwiebel ohne Fett anrösten und Wasser aufgießen. Kartoffelscheiben dazugeben und 15 Minuten kochen. Avocado hineingeben. Alles mixen und mit Carissa, Zitrone, Pfeffer und Schlagsahne verfeinern.

Zwiebelbrötchen: 400 g Weizen, fein gemahlen • 100 g Roggen, fein gemahlen • 1 Päckchen Trockenhefe • 1 Ei • 1 TL Meersalz • 1 TL Kümmel, gemahlen • 1 EL Butter • 1 EL Haferflocken • etwa ¼ l Wasser-Milch-Gemisch • 250 g Zwiebeln, klein geschnitten

Weizen- und Roggenmehl, Trockenhefe, Ei, Meersalz, Kümmel, Butter, Haferflocken und das Wasser-Milch-Gemisch in eine Schüssel geben und mit Knethaken fest kneten und ruhen lassen. Inzwischen die Zwiebel anrösten, in den Teig rühren und gut durchkneten. Brötchen formen, auf das Blech setzen und gehen lassen. Bei 180 °C 25 bis 30 Minuten backen.

Donnerstag

Frühstück

Vollkornbrötchen mit Belag nach Wahl und Tee

siehe 1. Woche, Donnerstag

Mittag

Sellerieschnitzel, Nachtisch: Sanddorncreme

Sellerieschnitzel: 8 Selleriescheiben, 1,5 cm dick und 3 Seiten eingeschnitten • ½ l Milch-Wasser-Gemisch • 4 Scheiben Käse • wenig Öl

Die Selleriescheiben im Milchwasser kochen, dann abtropfen lassen. Zwischen 2 Scheiben Sellerie wird 1 Scheibe Käse gelegt. Das Ganze im Backteig wenden und in der Pfanne mit wenig Öl backen.

Backteig: 1 Tasse Milch • 2 Eier • Kräutersalz • Muskat • Tamari • Carissa • 1 Tasse Dinkel, fein gemahlen

Milch, Eier, Kräutersalz, Muskat, Tamari und Carissa gut verrühren und abschmecken. Dinkelmehl einrühren, so dass ein flüssiger Teig entsteht.

Kartoffelkressesalat: 6 Kartoffeln • 1 Zwiebel, klein geschnitten • 4 EL Kresse • 1 EL Distelöl • Carissa nach Geschmack • etwas Apfelessig, mit Wasser vermischt

TIPP

Dazu empfehlen wir einen Kartoffelsalat (1 Zwiebel, 6 Kartoffeln, 4 EL Kresse und Distelöl, Carissa und Apfelessig nach Geschmack) mit Remouladensauce.

3. Woche

Kartoffeln kochen, schälen und noch warm in Scheiben schneiden. Zwiebelstücke, Kresse, Distelöl, Carissa, Apfelessigwasser dazugeben, umrühren und schön saftig anrichten.

Remouladensauce: 1 Eigelb • 1 TL süßer Senf • 6 EL Distelöl • Saft von etwa ½ Zitrone • Carissa • 1 Zwiebel, fein geschnitten • 1 TL Kapern, fein gehackt

Eigelb und süßen Senf gut abrühren und tropfenweise in das Distelöl einrühren. Mit Zitronensaft nach Bedarf, Carissa und Zwiebel würzen und fein gehackte Kapern unterrühren.

Sanddorncreme: 250 g Quark (Topfen) • 1 Becher Sauerrahm • 7 EL Sanddornmus • 1 EL Honig • 2 EL Haferflocken, geröstet

Quark und Sauerrahm gut verrühren. Sanddornmus und Honig dazu geben. Haferflocken vor dem Servieren darüber streuen.

Abend

Kartoffelcremesuppe mit Majoran

1 Zwiebel, klein geschnitten • 1 l Wasser • 5 Kartoffeln, in Scheiben geschnitten • ½ Stange Lauch, geschnitten • ½ TL Kümmel, gemahlen • 1 Lorbeerblatt • 1 Muskatblüte • Carissa • Meersalz • Majoran • Saft von etwa ½ Zitrone • 2 EL Schlagsahne

Zwiebel ohne Fett anrösten und Wasser aufgießen. Kartoffelscheiben, Lauch, Kümmel, Lorbeerblatt sowie Muskatblüte dazugeben und 15 Minuten kochen. Lorbeerblatt und Muskatblüte wieder entfernen. Mit Carissa, Meersalz, Majoran, Zitronensaft nach Geschmack und Schlagsahne verfeinern und pürieren.

Frühstück

Freitag

Warmes Dinkelmüsli

siehe 2. Woche, Montag

Ihr persönlicher Ernährungsplan

Mittag

Blumenkohl überbacken mit Bouillonkartoffeln, Nachtisch: Maisgericht mit Äpfeln

Blumenkohl überbacken: 1 großer oder 2 kleine Blumenkohl • 1 Tasse leicht gesalzenes Wasser • ¼ l Sauerrahm • Kräutersalz • Carissa • Paprika edelsüß • 1 Eigelb • 100 g geriebener Käse oder Schinkenstreifen • frische Petersilie zum Bestreuen

Blumenkohl im Salzwasser knapp gar kochen, in Röschen zerteilen und in eine gefettete Auflaufform geben. Sauerrahm, Kräutersalz, Carissa, Paprika und Eigelb mit geriebenem Käse verrührt über den Blumenkohl gießen. Wahlweise können Sie auch Schinkenstreifen über die Blumenkohlröschen legen. Alles mit frischer Petersilie bestreuen. Bei 160 °C 20 Minuten im Heißluftherd überbacken.

Bouillonkartoffeln: 8 Kartoffeln, in 1 cm große Würfel geschnitten • ½ l Hefebrühe • Carissa • Butterflocken • 1 Bund Petersilie

Kartoffelwürfel in der Hefebrühe kochen. Carissa, Butterflocken und viel Petersilie zum Würzen verwenden.

Hinweis

Das Maisgrießrezept können Sie auch als Hauptgericht genießen.

Nachtisch: Maisgrieß: 120 g Maisgrieß • 3/8 l Milch • 4 Eier • Zimt • 2 EL Rosinen • 1 Prise Meersalz • 1 Vanillestange • 120 g Butter • 5 große Äpfel, grob geraffelt • Pflaumenmus

Maisgrieß mit Milch 2 Stunden ansetzen. Dann Eier, Zimt, Rosinen, Meersalz und Vanille dazugeben. Butter auf einem Backblech zergehen lassen. Die grob geraffelten Äpfel darüber geben und 15 Minuten im Backofen braten. Das Maisgrießgemisch auf die Äpfel verteilen. 10 Minuten im Ofen weiter backen. Mit Pflaumenmus servieren.

Abend

Basensuppe mit Grünkernnockerl

Basensuppe: siehe 1. Woche, Dienstag Abend

Grünkernnockerl: 50 g Butter • Kräutersalz • Muskat • 1 Ei • 100 g Grünkernschrot

Butter schaumig rühren, mit Kräutersalz und Muskat würzen. Dann Ei und Grünkernschrot einrühren. Die Masse ½ Stunde rasten lassen. Kleine Nockerl formen und in die Suppe geben. ½ Stunde kochen.

Frühstück

Joghurt-Kleie-Brot mit Auflage nach Wahl und Tee

Joghurt-Kleie-Brot: siehe 3. Woche, Mittwoch zum Frühstück

Mittag

Gemüsetarte

Rohkostteller: Salat vital mit Sauce: 250 g milchsaures Sauerkraut, klein geschnitten • 1 Apfel, in Würfel geschnitten • 1 EL angekeimter Weizen • 1 EL Sojakeime • 1 EL Löwenzahn, klein geschnitten • 2 EL junge Zwiebeln, geschnitten

Die Zutaten mischen und mit Sauce übergießen.

Sauce: 1 Becher Crème fraîche • 4 EL Mayonnaise

Crème fraîche mit Mayonnaise abrühren.

Gemüsetarte: 250 g Dinkel, gemahlen • 125 g Butter • 2 Eigelb • 1 Prise Meersalz • 2 EL kaltes Wasser • 100 g Käse, fein gerieben • etwas Öl für die Backform

Die Zutaten schnell zu einem Teig verarbeiten und 30 Minuten kalt stellen. Dann durchkneten und eine geölte Form damit auslegen. Mit einer Gabel mehrmals einstechen und 15 Minuten im vorgeheizten Rohr bei 170 °C vorbacken.

Füllung: 350 g Karotten, in Scheiben geschnitten • 600 g Lauch, in Ringe geschnitten • 1 Zwiebel, klein geschnitten • 400 g Brokkoli • ⅛ l Schlagsahne • 2 EL Olivenöl • 1 Eigelb • 2 Eier • 1 Becher

Samstag

TIPP

Ein Rohkostteller aus 250 g Sauerkraut, 1 Apfel, junger Zwiebel, Soja- und Weizenkeimen mit Löwenzahnblättern ist schnell zubereitet. Als Sauce: 1 Becher Crème fraîche mit 4 EL Mayonnaise.

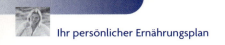

Ihr persönlicher Ernährungsplan

Crème fraîche • 2 EL Parmesan • 200 g Käse in kleinen Würfeln • Pfeffer • Carissa nach eigenem Geschmack

Karottenscheiben leicht dünsten, Lauch und Zwiebel zart garen. Brokkoli leicht kochen und gut abtropfen. Die Gemüse werden gemischt und in die vorgebackene Tarte gefüllt. Schlagsahne, Olivenöl, Eigelb und Eier, Crème fraîche, Parmesan und die Käsewürfel verrühren. Nach eigenem Geschmack mit Pfeffer und Carissa würzen und diese Masse über die Gemüsefüllung geben. Auf unterster Stufe (150 °C, nicht im Heißluftherd) 20 bis 30 Minuten backen.

Abend

Hausbrot, belegt mit Käse und Schinken

Hausbrot kaufen oder selber backen

Hausbrot: 750 g Weizenmehl • 500 g Roggenmehl • 250 g Buttermilch • 25 g Meersalz • 2/3 l warmes Wasser • 2 Päckchen Trockenhefe • 2 EL Brotgewürz, gemahlen

Alle Zutaten gut miteinander vermischen und kneten, bis sich der Teig von den Händen löst. 8 Stunden (über Nacht) gehen lassen, anschließend 1 $\frac{1}{2}$ Stunden bei 180 °C backen.

TIPP

Denken Sie daran, dass der Teig für das Hausbrot lange gehen muss.

Sonntag

Frühstück

Milchbrot mit Belag nach Wahl

siehe Sonntag erste Woche oder Brot oder Müsli nach Wahl aus den Rezepten

Mittag

Waldorff-Cocktail, Kohlschnitzel mit Schnittlauchflip und Putenbrust, Nachtisch: Apfelkuchen

Waldorff-Cocktail: $\frac{1}{2}$ Sellerie, in feine Streifen geschnitten • 1 bis 2 Äpfel • 1 bis 2 Birnen • 1 Ananas, alles in Würfel geschnitten •

2 EL Mayonnaise • ½ Tasse Sauermilch • Walnüsse zum Verzieren • 1 grüner Salatkopf

Mayonnaise und Sauermilch gut vermischen, Selleriestreifen, Apfel-, Birnen- und Ananaswürfel darunter geben. Mit Walnüssen verzieren und auf dem grünen Salat anrichten.

Kohlschnitzel mit Schnittlauchflip: 1 Kohlkopf (Wirsing), in Blätter zerteilt

Kohlkopf im kochenden Wasser blanchieren, aus dem Wasser nehmen, auskühlen lassen, dann die Blätter füllen.

Füllung und Backteig: 3 Tassen gekochter Reis • ½ Zwiebel, geschnitten • 300 g Champignons, geschnitten • Carissa • Petersilie • 1 Ei • 2 EL Vollkornmehl • Tamari • ½ Tasse Semmelbrösel • Öl zum Backen

Zwiebel zusammen mit Champignons dünsten, mit dem Reis mischen. Carissa und Petersilie zum Würzen verwenden. Diese Füllung in zweilagige Kohlblätter füllen, fest zusammendrücken. Dann in einer Mischung aus Vollkornmehl, Ei mit Carissa gewürzt und Tamari auf einem Teller wenden. Auf einem nächsten Teller in Brösel wenden. In Öl herausbacken.

Schnittlauchflip: 2 EL Mayonnaise • 4 EL Joghurt • 2 EL Schnittlauch • Carissa

Mayonnaise mit Joghurt anrühren. Dann Schnittlauch dazugeben, mit Carissa würzen und zu dem Gemüse reichen.

Putenbrust: Putenbrust – je nach Fleischhunger • 2 EL Rosmarin • 1 Prise Meersalz • Pfeffer nach Geschmack

Putenbrust mit Rosmarin und Meersalz würzen, kräftig anbraten, pfeffern, aus der Pfanne nehmen und sofort mit dem Gemüse servieren.

Nachtisch: Apfelkuchen: 1 große runde Tortenform • 600 g Weizen, fein gemahlen • 300 g Butter, davon etwas als Butterflocken • 1 Ei •

2 EL Milch • 180 g Honig • 1 ½ kg Äpfel, klein gehobelt • 2 bis 3 EL Birnex • 100 g Rosinen • Schlagsahne je nach Bedarf zum Servieren

Weizenmehl mit etwas weniger als 300 g Butter vermengen. Ei (etwas Ei zum Bestreichen zurückbehalten), Milch sowie Honig einarbeiten und kühl stellen. Die Hälfte des Teiges auswalken und in die Tortenform geben. Mit Apfelhobeln, Birnex, Rosinen und einigen Butterflocken belegen. Die andere Teighälfte darüber geben. Mit Ei bestreichen und 40 bis 50 Minuten backen. Ausgekühlt mit Schlagsahne servieren.

Abend

Karottencremesuppe oder Leinsamenbrötchen mit Knoblauchbutter

Karottencremesuppe: 1 Zwiebel, klein geschnitten • 1 l Wasser • 200 g Brokkoliröschen • 4 Karotten in Scheiben • 1 Prise Kümmel, gemahlen • Carissa • Meersalz • Muskat • etwas Butter • etwas Rahm

Zwiebel ohne Fett anrösten und Wasser aufgießen. Karottenscheiben dazugeben und mit Kümmel 10 Minuten kochen, dann Brokkoli dazugeben und 5 Minutren weiterkochen. Mit Carissa, Meersalz, Muskat, Butter und Rahm würzen, pürieren und servieren.

TIPP

Knoblauchbutter (150 g Butter, 1 EL Sanddornmus, Cenovis und 5 zerdrückte Knoblauchzehen) schmeckt auf diesen Brötchen köstlich.

Leinsamenbrötchen: 600 g Weizen, fein gemahlen • 400 g Dinkel, fein gemahlen • 100 g Leinsamen • etwa ¾ l warme Milch • 2 TL Meersalz • 1 TL Kümmel • Koriander • 50 g zerlassene Butter • 1 bis 2 Päckchen Trockenhefe • Milch zum Bestreichen • 2 EL Sesam

Alle Zutaten außer dem Sesam vermengen, fest kneten und aufgehen lassen. Der Teig soll nicht fest sein. Die Masse verdoppelt sich. Brötchen oder Zöpfchen formen, mit Milch bestreichen und mit Sesam bestreuen. 20 bis 30 Minuten bei Mittelhitze backen. Diese Masse ergibt ca. 40 Brötchen.

Knoblauchbutter: 150 g Butter • 1 EL Sanddornmus mit Honig • Cenovis • 5 Knoblauchzehen, zerdrückt

Butter und Sanddornmus schaumig rühren. Mit Cenovis abschmecken und Knoblauch hineindrücken.

4. Woche

Frühstück

Montag

Warmes Dinkelmüsli

siehe 2. Woche, Montag

Mittag

Griechischer Cocktail, Gemüseomelette überbacken

Griechischer Cocktail: 2 Zwiebeln, in Ringe geschnitten • 4 Tomaten, in Viertel geschnitten • 1 Gurke in Würfeln • 1 grüner Salatkopf • 100 g Schafskäse • 2 EL Sesam

Zwiebelringe, Tomatenviertel und Gurkenwürfel ansprechend auf grünem Salat anrichten. Mit Sauce übergießen und mit in Scheiben geschnittenem Schafskäse und Sesam garnieren.

Sauce: 1 Becher Sauerrahm • 4 EL Mayonnaise • 1 TL Zitronensaft • Carissa

Sauerrahm und Mayonnaise miteinander verrühren. Mit Zitronensaft und Carissa abschmecken.

Abend

Lauchsuppe mit Käsebrötchen

Lauchsuppe: 1 Zwiebel, fein geschnitten • 500 g Lauch, in feine Streifen geschnitten • 1 l Wasser • 1 Gemüsebrühwürfel • 1 Tasse Schlagsahne

Zwiebel und Lauch ohne Fett anrösten, mit Wasser aufgießen. Gemüsebrühwürfel dazugeben und aufkochen. Nach 10 Minuten Kochzeit abschalten und Schlagsahne einsprudeln lassen. Dazu Käsebrötchen servieren.

Käsebrötchen: Scheiben vom Hausbrot (oder ein anderes, eventuell gekauftes Vollwertbrot) • einige Scheiben Käse

Hausbrotscheiben im Backofen vortoasten, mit Käse belegen und nochmals überkrusten.

Dienstag

Frühstück

Joghurt-Kleie-Brot und Tee

siehe 3. Woche, Mittwoch

Mittag

Linsensuppe

TIPP

Kombinieren Sie aus den Vor- oder Nachspeisen zur Linsensuppe – je nach Geschmack.

Linsensuppe: 150 g Linsen • 1 l Hefebrühe • 1 EL Apfelessig • 2 Stangen Lauch, in Ringe geschnitten • 1 Karotte, klein geschnitten • 1 Lorbeerblatt • Carissa • Meersalz • Pfeffer • etwas Senf • Butter • Petersilie zum Bestreuen

Linsen, die vorher 1 Stunde eingeweicht wurden, in Hefebrühe mit Apfelessig 20 Minuten kochen, dann Lauch sowie Karotte dazugeben und noch 10 Minuten kochen. Das Lorbeerblatt mitkochen und vor dem Essen wieder herausnehmen. Mit Carissa, Meersalz, Pfeffer, etwas Senf und Butter würzen und mit Petersilie servieren.

Apfeltopfenauflauf: 150 g Butter • 100 g Honig • 4 Eigelb • 4 Eiweiß, steif geschlagen • 4 Vollkornbrötchen • $\frac{1}{2}$ l Milch • 400 g Quark • 4 Äpfel, geschnitten • 1 Vanillestange, entmarkt

Butter und Honig schaumig rühren. Eigelb dazugeben. Vollkornbrötchen in Milch einweichen und ausgedrückt mit Quark und Apfelstücken gut vermischen. Mit Vanille würzen und den Eischnee darunter heben. Die Masse in eine gefettete Auflaufform geben und 40 Minuten bei 180 °C backen. Mit Vanillesauce servieren.

Vanillesauce: $\frac{1}{2}$ l Milch • 1 EL Puddingpulver (aus dem Reformhaus) • 1 Vanillestange • 1 TL Agar-Agar • 2 bis 3 EL Ahornsirup • 1 bis 2 Eigelb

4. Woche

Milch aufkochen, Puddingpulver, Vanille sowie Agar-Agar einstreuen, gut durchrühren und nochmals aufkochen. Wenn die Masse etwas ausgekühlt ist, mit Ahornsirup und Eigelb verfeinern.

TIPP
Sie können das Pulver für die Vanillesauce auch im Reformhaus kaufen und wie Pudding zubereiten.

Abend

Frühlingszwiebelsuppe mit Grünkern

1 Zwiebel, klein geschnitten • 1 l Wasser • 1 Karotte, fein geraspelt • ½ Petersilienwurzel, gewürfelt • 1 Stück Sellerie, klein geschnitten • 2 EL Grünkernschrot • Carissa • Tamari • Meersalz • Distelöl

Zwiebel ohne Fett anrösten und Wasser aufgießen. Das Gemüse dazugeben und 15 Minuten kochen. Dann Grünkernschrot einstreuen und 10 Minuten ziehen lassen. Mit Carissa, Tamari, Meersalz und Distelöl würzen.

Mittwoch

Frühstück

Warmes Dinkelmüsli mit Tee

siehe 2. Woche, Montag

Mittag

Kartoffelgemüsebratling mit Brokkolicreme

Kartoffelgemüsebratling: 500 g Kartoffeln • 1 Ei • 1 Eigelb • Carissa nach Geschmack • Kräutersalz nach Geschmack • Muskat • 1 EL Butter • 1 Tasse Gemüse (Karotten, Lauch, Mais), klein geschnitten • 2 EL geriebener Käse • etwa 200 g Dinkel, fein gemahlen

Gekochte Kartoffeln heiß schälen und zerdrücken, mit dem Dinkelmehl, dem Eigelb und Ei zu einem Teig verrühren. Das Gemüse leicht dünsten. Alles gut vermischen. Kleine Laibchen formen und auf beiden Seiten goldgelb braten. Mit Brokkolicreme servieren.

Brokkolicreme: 300 g Brokkoli • ⅛ l Gemüsebrühe • Muskat • Carissa • 1 TL Maizena • etwas Schlagsahne zum Verfeinern

INFO
Statt Maizena können Sie auch Pfeilwurzelmehl verwenden.

Brokkoli in der Gemüsebrühe kochen, pürieren, mit Muskat, Carissa, Pfeilwurzelmehl und Schlagsahne verfeinern.

Abend

Süße Hirse

200 g Hirse, heiß gewaschen • 0,4 l Wasser-Milch-Gemisch • 1 Prise Meersalz • ⅛ l Schlagsahne • 100 g Honig oder Agavensirup • 1 Prise Zimt • 1 Prise Vanille • 1 Ei • 1 EL geriebene Zitronenschale • Früchte zum Belegen • 2 Eiweiß, steif geschlagen • 2 EL Ahornsirup • Fett für die Auflaufform

Hirse im Wasser-Milch-Gemisch mit Meersalz aufkochen und 25 Minuten quellen lassen. Schlagsahne mit Honig oder Agavensirup, Zimt und Vanille, Ei, Zitronenschale gut anrühren und unter die Hirse mischen. Die Hälfte der Hirsemasse in eine gefettete Auflaufform geben und mit Früchten belegen. Mit der restlichen Hirse abdecken und 20 Minuten überbacken. Zum festen Eiweiß langsam Ahornsirup dazugeben, noch einmal aufschlagen, auf die Hirse streichen und nochmals 5 Minuten überbacken.

TIPP

Früchte, die sich in diesem Rezept besonders gut zum Belegen eignen, sind Äpfel, Marillen, Johannisbeeren oder Kirschen.

Donnerstag

Frühstück

Vollkornbrötchen und Tee

siehe 1. Woche, Donnerstag

Mittag

Rote-Bete-Rohkost, Brie im Kräutermantel

Rote-Bete-Rohkost: 2 Stück Rote Bete • 2 Äpfel • 2 Karotten, alles gerieben • 1 EL Zitronensaft • 100 g Endivien • 1 rosa Grapefruit • 2 EL Weizenkeime

Rote Bete, Äpfel, Karotten, Endivien und rosa Grapefruit auf einem Teller anrichten. Zitronensaft und Weizenkeime darüber geben und mit einem Krendip servieren.

Krendip: 100 g Quark • 3 EL Schlagsahne • 3 EL Milch • 2 EL Mayonnaise • 2 EL Kren (Meerrettich) • Tamari • wenig Apfelessig • Carissa

Quark, Schlagsahne, Milch und Mayonnaise verrühren, dann Kren, Tamari, wenig Apfelessig und Carissa zum Würzen dazugeben.

Brie im Kräutermantel: 240 g Dinkel, fein gemahlen • 3 Eier • ½ KL Meersalz • etwas Muskat • etwa ¼ l Milch • einige Scheiben Brie

Einen sehr flüssigen Dinkelomeletteteig aus Dinkelmehl, Eigelb, Meersalz, etwas Muskat und Milch rühren. Dann steifen Eischnee darunter heben und 30 Minuten rasten lassen. In eine heiße Edelstahlpfanne den Teig einlaufen lassen, einige Scheiben Brie darauf legen und zusammenklappen. 5 Minuten nachdünsten und die Omeletten sofort servieren.

TIPP
Reichen Sie davor oder dazu grünen Salat.

Abend

Zucchinicremesuppe

1 Zwiebel, klein geschnitten • 1 l Wasser • 4 Kartoffeln, in Scheiben geschnitten • 1 Karotte, in Scheiben geschnitten • 1 Scheibe Sellerie • 300 g Zucchini, in Scheiben geschnitten • 1 Lorbeerblatt • 2 EL Schlagsahne • etwas Butter • Carissa • Meersalz • Petersilie zum Bestreuen

Zwiebel ohne Fett anrösten und Wasser aufgießen. Kartoffel-, Karotten-, Sellerie- und Zucchinischeiben sowie Lorbeerblatt dazugeben, 20 Minuten kochen. Das Lorbeerblatt wieder entfernen, die Suppe pürieren und mit Schlagsahne, Butter, Carissa und Meersalz würzen, mit Petersilie servieren. Obenauf ein Sahnetupfer.

INFO
Zucchini haben nur sehr wenig Kalorien und sind wesentlich wasserärmer, aber viel mineral- und vitaminreicher als die nahe verwandte Gurke.

Ihr persönlicher Ernährungsplan

Freitag

Frühstück

Joghurt-Kleie-Brot mit Belag nach Wahl, dazu Tee

siehe 3. Woche, Mittwoch

Mittag

Hirseauflauf pikant

200 g Hirse, heiß gewaschen • 1 l Gemüsebrühe • 2 TL Butter • 1 Kräutermischung (tiefgefroren oder frisch) • 2 Stangen Lauch, in Ringe geschnitten • 2 Tomaten, in Scheiben geschnitten • 300 g Pilze, geschnitten • Kräutersalz • Carissa • 3 Eier • 200 g geriebener Käse • ¼ l Sauerrahm • 3 El Schlagsahne • Butter für die Auflaufform

INFO

Hirse ist reich an Kieselsäure.

Hirse in der Gemüsebrühe aufkochen und quellen lassen. Butter und die Hälfte des geriebenen Käses daruntermischen. Die Hälfte der Hirse mit einer Kräutermischung vermischen und in eine gebutterte Auflaufform geben. Lauch, Tomaten und Pilze ohne Fett andünsten, mit Kräutersalz und Carissa würzen, mit der anderen Hirsehälfte vermischen und in die Form füllen. Eier, restlichen geriebenen Käse, Sauerrahm und Schlagsahne gut verrühren und über den Hirsebrei geben. Bei 180 °C 30 bis 40 Minuten im Rohr backen.

Abend

Currysuppe

3 EL Weizenmehl • 1 l Milch • 1 Zwiebel, klein geschnitten • Carissa • 1 Prise Meersalz • Tamari • Curry • etwas Knoblauch • ⅛ l Schlagsahne • 1 TL Honig • 1 EL gerösteter Sesam

INFO

Curry heißt auch „Löffelgewürz", weil man gleich am Anfang einen Löffel in das Gericht geben sollte. Dosieren Sie die Currygabe je nach jeweiliger Currymischung, denn diese kann sehr unterschiedlich sein.

Weizenmehl in einer Edelstahlpfanne ohne Fett rösten und abkühlen lassen, dann Milch unter Rühren dazugeben und aufkochen lassen. Zwiebel ohne Fett anrösten und zur Milch geben, 5 Minuten leicht kochen lassen. Mit Carissa, Meersalz, Tamari, Curry und einer Spur Knoblauch würzen. Schlagsahne steif schlagen, mit Honig mischen und im Teller auf die Suppe geben. Vor dem Servieren mit geröstetem Sesam bestreuen.

4. Woche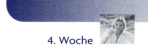

Samstag

Frühstück

Warmes Dinkelmüsli mit Tee

siehe 2. Woche, Montag

Mittag

Pilzsauce mit Majoran und Wildreis, Nachtisch: Rote Grütze

Pilzsauce: 1 Zwiebel, klein geschnitten • 500 g Pilze (Champignons, Austernpilze, Pfifferlinge, Steinpilze), geschnitten • Majoran • 1 EL Zitrone • Carissa • Muskatblüte • 2 EL Sauerrahm • eventuell etwas Pfeilwurzelmehl oder Maizena zum Binden

Zwiebel ohne Fett anrösten, dann Pilze dazugeben und kurz anbraten. Mit Majoran, Zitrone, Carissa, Muskatblüte und Sauerrahm würzen. Eventuell mit etwas Pfeilwurzelmehl binden. Muskatblüte wieder entfernen. Wildreis dazu servieren.

Wildreis: 1 ½ Tassen Wildreismischung • 3 Tassen kochende Gemüsebrühe

Wildreismischung ohne Fett im Edelstahltopf anrösten (darf nicht braun werden), mit kochender Gemüsebrühe aufgießen und 40 Minuten leise kochen und quellen lassen.

Nachtisch: Rote Grütze: ½ l Kirschmuttersaft (Kirschsaft) • 1 KL Agar-Agar • 1 Vanillestange, fein geschnitten • 1 Tasse Früchte (Erdbeeren, Heidelbeeren und so weiter) • Birnex oder Honig nach Geschmack • 1 Becher Schlagsahne, steif geschlagen

Kirschmuttersaft aufkochen, Agar-Agar und Vanille einrühren. Früchte dazugeben. Mit Birnex oder Honig süßen, in eine ausgespülte Form gießen und erkalten lassen. Mit Schlagsahne servieren.

Ihr persönlicher Ernährungsplan

Abend

Buchweizensuppe

1 Zwiebel, klein geschnitten • 1 l Wasser • 1 Stange Lauch, in Ringe geschnitten • 1 Stück Sellerie, klein geschnitten • 3 EL Buchweizenmehl • Carissa • Meersalz • 4 EL Brennnesselspitzen • 2 EL Schnittlauch • 4 Scheiben Brot mit Butter • bei Fleischhunger: 4 Scheiben Putenschinken

Zwiebel ohne Fett anrösten und Wasser aufgießen. Lauch und Sellerie dazugeben und aufkochen. Buchweizenmehl ohne Fett anrösten, in die Suppe rühren und 10 Minuten quellen lassen. Mit Carissa und Meersalz würzen und mit Brennnesselspitzen und Schnittlauch servieren. Dazu eventuell eine Scheibe Brot mit Butter (und Putenschinken).

Sonntag

Frühstück

Grahambrötchen mit Belag nach Wahl und Tee

siehe 3. Woche, Montag

Mittag

Krautroulade mit pikanter Füllung und Tomatensauce, Nachtisch: Biskuittorte

Krautrouladen: 1 kleiner Weißkohlkopf • 4 Tassen kochendes Wasser

Weißkohlkopf in kochendes Wasser legen, wenn die Blätter weich geworden sind, diese nach und nach vorsichtig ablösen. 2 Blätter aufeinander legen und mit pikanter Fülle füllen.

Füllung: 2 Tassen gekochter Reis • 1 Tasse gekochter Grünkern • 1 Zwiebel, klein geschnitten • 250 g Pilze, gedünstet • 100 g Käse, würfelig geschnitten • Petersilie, fein gehackt • Carissa • Tamari • Kräutersalz • 1 Tasse Gemüsebrühe

Alle Zutaten außer der Gemüsebrühe miteinander gut vermischen. Die Krautblätter damit füllen, zusammenrollen, in eine gefettete Form

4. Woche

geben und bei Mittelhitze 20 Minuten backen. Mit einer Tasse Gemüsebrühe langsam aufgießen. Zu den Krautrouladen Tomatensauce servieren.

Tomatensauce: 2 Zwiebeln, geschnitten • 2 Knoblauchzehen, geschnitten • 1 Tasse Wasser • 6 bis 8 reife Tomaten in Scheiben (oder passierte Tomaten aus dem Reformhaus) • 1 Lorbeerblatt • ½ TL Oregano • 1 Stück Zitronenschale • Pfeffer • Kräutersalz • etwas Olivenöl • etwas Tamari • etwas Apfelessig

Zwiebeln und Knoblauchzehen ohne Fett anrösten und mit einer Tasse Wasser aufgießen. Tomatenscheiben oder passierte Tomaten, Lorbeerblatt, Oregano, Zitronenschale, Pfeffer und Kräutersalz dazugeben und 30 Minuten köcheln. Dann das Lorbeerblatt und die Zitronenschale entfernen und mit Olivenöl, Tamari und Apfelessig würzen.

TIPP

Statt der pikanten Gemüsefüllung können Sie eine Füllung aus 2 Tassen gekochtem Reis und 350 bis 400 Gramm Kalbshackfleisch, gewürzt mit Tamari, Carissa, Salz und Pfeffer und einem Ei kochen.

Biskuittorte: 6 Eigelb • 250 g Honig oder Birnex • 5 EL heißes Wasser • 300 g Dinkel, ganz fein gemahlen • 1 TL Backpulver • 6 Eiweiß, steif geschlagen

Eigelb mit Honig oder Birnex sehr schaumig schlagen, langsam heißes Wasser dazugeben. Dann Dinkelmehl und Backpulver nach und nach einrühren. Steifen Eischnee unter die Masse heben. Das Ganze in eine gefettete Tortenform füllen und 20 bis 30 Minuten bei Mittelhitze backen und auskühlen lassen.

TIPP

Diese Torte backen Sie auch zu besonderen Anlässen, denn mit der Schlagsahne können Sie nach Belieben kreativ sein.

Tortenfüllung: 1 Tasse getrocknete Birnen • ½ Tasse getrocknete Pflaumen • 1 Tasse getrocknete Marillen • warmes Wasser nach Bedarf • 4 EL Johannesbeergelee • Schlagsahne zum Verzieren

Getrocknete Birnen, Pflaumen und Marillen am Vortag in ein Schraubglas geben und mit warmem Wasser bedecken. Die eingeweichten Früchte dann pürieren und als Creme für die Torte verwenden. Die Torte ein- bis zweimal durchschneiden, mit der Fruchtcreme bestreichen und zusammensetzen. Obenauf mit Johannesbeergelee bestreichen und mit Schlagsahne verzieren.

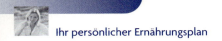

Ihr persönlicher Ernährungsplan

Abend

Hausbrot, belegt mit Käse und Schinken

siehe 3. Woche, Samstag

Käse und Schinken nach eigener Wahl

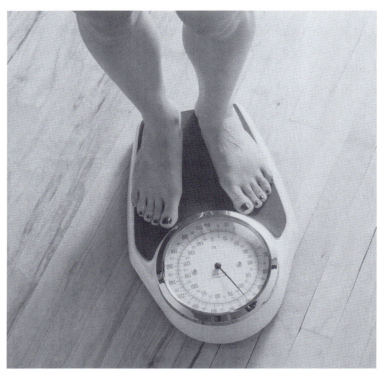

Das Ziel ist erreicht – endlich Wunschgewicht!

Eine langfristige Ernährungsumstellung

Wir sind am Ende unserer vierwöchigen Vollwertküche. Ich wünsche Ihnen, dass Sie erkennen, wie köstlich und schmackhaft Vollwertspeisen sein können. Natürlich gäbe es noch viele andere Rezepte, besonders, wenn ich an die verschiedenen Sorten von Brötchen, Kuchen, Torten und Süßspeisen denke.

Eines will ich noch sehr besonders hervorheben: Es sind dies alles Rezepte für die ganze Familie und keine Abnehmdiät. Diese Speisen belasten den Körper aber nicht, so dass eine Entschlackung mit den Mineralstoffen nach Dr. Schüßler nicht gestört wird. Die Suppen am Abend unterstützen eher noch das Ausscheiden der Schadstoffe, besonders über die Harnwege. Die Rezepte sind fettarm gehalten. Sie sollten sich unbedingt an das Anrösten ohne Fett gewöhnen und überhaupt auch bei den anderen Rezepten stets so wenig wie möglich Fett einsetzen.

Bedenken Sie, dass Vollwertküche einen guten Verdauungswiderstand hat und die Sättigung daher lange anhält. Um dieses Sättigungsgefühl mit kleinen Mengen an Essen zu erreichen, ist es unbedingt notwendig, jeden Bissen langsam, etwa 20-mal, zu kauen. Für Ihre Portion sollten Sie 20 bis 25 Minuten zum Essen Zeit in Anspruch nehmen, erst dann signalisiert Ihr Magen Sättigung. Versuchen Sie, Ihre Portionen schrittweise zu verringern, bis Sie ungefähr mit der Hälfte Ihrer Ursprungsmenge auskommen. Dauerhaftes Abnehmen gelingt nur, wenn Sie eine konzertierte Umstellung Ihrer Lebensumstände, wie in diesem Buch beschrieben, durchführen. Dazu gehört natürlich auch eine gute Portion Wille und in weiterer Folge das entsprechende Handeln.

Ich wünsche Ihnen, dass Ihnen mit unserem Buch das alles gelingt!

Über die Autoren

Thomas Feichtinger
Brucker Bundesstraße 31
A-5700 Zell am See
Telefon: 0043 (0) 664 2563295
Fax: 0043 (0) 6542 550444
E-Mail: Thomas.f@sbg.at

Thomas Feichtinger wurde 1946 in Salzburg geboren und lebt in Zell am See. Er war Lehrer und wurde wegen einer schweren Krankheit, die 1983 erstmals auftrat, 1990 frühpensioniert. Nach jahrelanger Auseinandersetzung mit der Krankheit und ihrer Bewältigung unter anderem mit Hilfe der Mineralstoffe nach Dr. Schüßler kann Thomas Feichtinger heute wieder arbeiten. Neben Lehrgängen in der Mineralstofflehre nach Dr. Schüßler und der damit eng verknüpften Antlitzanalyse nach Kurt Hickethier absolvierte er eine Ausbildung in Gestalttherapie und ließ sich zum Lebensberater in Existenzanalyse und Logotherapie nach Viktor Frankl ausbilden. Heute arbeitet er in der Erwachsenenbildung und in der Einzelberatung: Vortragstätigkeit im In- und Ausland – Ausbildungslehrgänge in der Biochemie nach Dr. Schüßler und Antlitzanalyse. Er ist Vorsitzender der Gesellschaft für Biochemie nach Dr. Schüßler und Antlitzanalyse.

Mag. pharm. Susana Niedan
Brucker Bundesstraße 29–31
A-5700 Zell am See
Telefon: 0043 (0) 6542 57382
Fax: 0043 (0) 6542 57387
E-Mail: adler-apotheke@schuessler-mineralstoffe.at

Susana Niedan wurde 1953 in Buenos Aires geboren. Sie absolvierte von 1971 bis 1976 das Studium der Pharmazie an der Universität Wien und ist jetzt Inhaberin der Adler Apotheke und der Adler Pharma® in Zell am See. Da eines ihrer Kinder an Neurodermitis erkrankt war, begann sie, sich intensiv und mit Erfolg mit Naturheilkunde auseinander zu setzen. Sie arbeitet insbesondere mit Blütenessenzen nach Dr. Bach, Homöopathie, Naturheilweisen, und vor allem hat sie der Heilweise nach Dr. Schüßler durch die Entwicklung von speziellen Cremegelen, Gelen und Salben, in der diese Mineralstoffe angewendet werden, ein neues, modernes Ansehen verliehen. Ihr Ziel ist es, die Heilweise im medizinischen Bereich als eigenständige Heilweise zu etablieren und diese im Apothekenbereich in Beratung und Verkauf zu verankern.

Vorträge, Seminare, Ausbildung, Auskünfte:
Gesellschaft für Biochemie nach Dr. Schüßler und Antlitzanalyse
(GBA), Brucker Bundesstraße 31, A-5700 Zell am See
Telefon: 0043 (0) 664 2 56 32 95
Fax: 0043 (0) 65 42 55 04 44
E-mail: gba@sbg.at

ADLER PHARMA®
Eine umfangreiche Informationsplattform zur Biochemie nach Dr. Schüßler bietet Ihnen die Homepage der Adler Pharma:
www.schuessler-mineralstoffe.at

Auskünfte zum Bezug der angeführten Produkte:

Telefon: 0043 (0) 65 42 55 04 42
Fax: 0043 (0) 65 42 55 04 44
E-mail: adler-pharma@schuessler-mineralstoffe.at

Literatur

Im HAUG Verlag sind von den Autoren Feichtinger, Niedan zum Thema „Mineralstoffe nach Dr. Schüßler" folgende Bücher erschienen:

„Praxis der Biochemie nach Dr. Schüßler"

„Gesund durchs Jahr mit Schüßler-Salzen"

„Schüßler-Salze für Frauen"

„Schüßler-Salze für Ihr Kind"

„Antlitzanalyse in der Biochemie nach Dr. Schüßler"

„Schüßler-Salze – kurz & bündig"

„Handbuch der Biochemie nach Dr. Schüßler"
(Feichtinger, Mandl, Niedan)

Gesundheitsvorsorge mit Mineralstoffen nach Dr. Schüssler

Cremegele, Gele und Salben
Mineralstoff-Körperpflegeserie

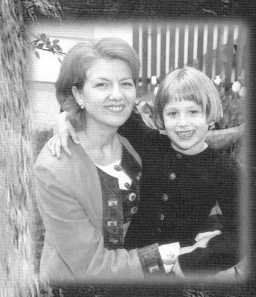

Adler Pharma

Mag. pharm. Susana Niedan

Brucker Allee 2
A-5700 Zell am See
Tel. 0043 / (0) 6542 / 55044
Telefon und Fax: 0043 / (0) 6542 / 550444
e-mail: adler-apotheke@schuessler-mineralstoffe.at
www.schuessler-mineralstoffe.at

Natürlich sanfte Heilkraf
Ihr Kind

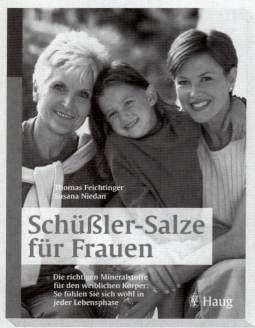

- Gesundheit für Körper und Seele
- Nutzen Sie die richtigen Mineralstoffe für alle Lebensphasen und Zyklen
- Problemlos und leicht anzuwenden: Mit praktischem Anwendungsteil

168 S., 9 Fotos
€ 14,95 [D] / SFr 25,90
ISBN 3-8304-2094-3

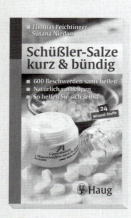

- Der praktische Mini für die Handtasche
- Für zu Hause, im Büro oder auf Reisen: Hier finden sie schnell die richtigen Mineralstoffe
- Mit Indikationsregister für alle Beschwerden von A – Z

106 Seiten
€ 6,45 [D] / SFr 11,60
ISBN 3-8304-2054-4

für Sie und

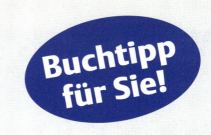

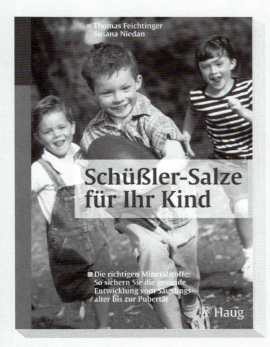

128 S., 10 Fotos
€ 12,45 [D] / SFr 21,80
ISBN 3-8304-2046-3

- Sichern Sie die gesunde Entwicklung Ihres Kindes
- Beugen Sie Mangelerscheinungen gezielt vor und unterstützen Sie Ihr Kind sanft durch die richtigen Mineralstoffe
- Ohne Risiken und Nebenwirkungen: Die Schüßler-Salze eignen sich problemlos für den Hausgebrauch

**Haug in
MVS Medizinverlage Stuttgart
Postfach 30 05 04
70445 Stuttgart**

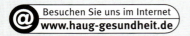

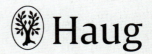

Biochemie nach Dr. Schüßler

WEGE ZUM WOHLBEFINDEN

Ist der Mineralhaushalt gestört, können Krankheiten verschiedenster Art die Folge sein. Die 12 biochemischen Funktionsmittel nach Dr. Schüßler bringen den Mineralhaushalt wieder ins Gleichgewicht. Sie sind unerlässlich für den Körperaufbau und den ordnungsgemäßen Ablauf aller Körperfunktionen.

Biochemische Funktionsmittel von Pflüger – Höchste Qualität zum günstigen Preis.

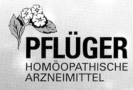

PFLÜGER
HOMÖOPATHISCHE ARZNEIMITTEL

A. Pflüger GmbH & Co. KG
Bielefelder Straße 17
33378 Rheda-Wiedenbrück